Hervé Duga

Enseignement interprofessionnel, une expérience à Rouen

Hervé Duga

Enseignement interprofessionnel, une expérience à Rouen

Enseignement entre internes de médecine générale et étudiants en soins infirmiers autour de la personne âgée à domicile

Presses Académiques Francophones

Impressum / Mentions légales

Bibliografische Information der Deutschen Nationalbibliothek: Die Deutsche Nationalbibliothek verzeichnet diese Publikation in der Deutschen Nationalbibliografie; detaillierte bibliografische Daten sind im Internet über http://dnb.d-nb.de abrufbar.

Alle in diesem Buch genannten Marken und Produktnamen unterliegen warenzeichen-, marken- oder patentrechtlichem Schutz bzw. sind Warenzeichen oder eingetragene Warenzeichen der jeweiligen Inhaber. Die Wiedergabe von Marken, Produktnamen, Gebrauchsnamen, Handelsnamen, Warenbezeichnungen u.s.w. in diesem Werk berechtigt auch ohne besondere Kennzeichnung nicht zu der Annahme, dass solche Namen im Sinne der Warenzeichen- und Markenschutzgesetzgebung als frei zu betrachten wären und daher von jedermann benutzt werden dürften.

Information bibliographique publiée par la Deutsche Nationalbibliothek: La Deutsche Nationalbibliothek inscrit cette publication à la Deutsche Nationalbibliografie; des données bibliographiques détaillées sont disponibles sur internet à l'adresse http://dnb.d-nb.de.

Toutes marques et noms de produits mentionnés dans ce livre demeurent sous la protection des marques, des marques déposées et des brevets, et sont des marques ou des marques déposées de leurs détenteurs respectifs. L'utilisation des marques, noms de produits, noms communs, noms commerciaux, descriptions de produits, etc, même sans qu'ils soient mentionnés de façon particulière dans ce livre ne signifie en aucune façon que ces noms peuvent être utilisés sans restriction à l'égard de la législation pour la protection des marques et des marques déposées et pourraient donc être utilisés par quiconque.

Coverbild / Photo de couverture: www.ingimage.com

Verlag / Editeur:
Presses Académiques Francophones
ist ein Imprint der / est une marque déposée de
OmniScriptum GmbH & Co. KG
Heinrich-Böcking-Str. 6-8, 66121 Saarbrücken, Deutschland / Allemagne
Email: info@presses-academiques.com

Herstellung: siehe letzte Seite /
Impression: voir la dernière page
ISBN: 978-3-8416-3432-0

Zugl. / Agréé par: Rouen, Université Rouen, 2010

Copyright / Droit d'auteur © 2015 OmniScriptum GmbH & Co. KG
Alle Rechte vorbehalten. / Tous droits réservés. Saarbrücken 2015

TABLE DES MATIERES

Liste des abréviations

CLIC   Centre local d'information et de coordination

CNAMTS Caisse nationale d'assurance maladie des travailleurs salariés

CHU   Centre hospitalier universitaire

DUMG   Département universitaire de médecine générale

DRESS   Direction de la recherche des études de l'évaluation et des statistiques

ESI   Etudiants en soins infirmiers

HAD   Hospitalisation à domicile

IMG   Interne de médecine générale

INSEE   Institut national de la statistique et des études économiques

OMS   Organisation Mondiale de la Santé

PCEM2   Premier cycle des études médicales 2ème année

SSIAD   Service de soins infirmiers à domicile

I. INTRODUCTION

1° Contexte général [1]

Dans le milieu des années 90 au Canada, le ralentissement économique, le vieillissement de la population, l'augmentation de la prévalence des maladies chroniques et la pénurie de médecins dans certaines régions ont conduit les professionnels de santé à repenser leur système de soins de manière efficiente.

Cette démarche s'est appuyée en particulier sur les soins primaires qui constituent la porte d'entrée dans le système de soins mais aussi un système de coordination pour assurer la continuité et la facilité d'accès aux soins.

Cela a nécessité un changement culturel consistant à passer d'un modèle centré sur la maladie à un modèle axé sur l'autogestion et la promotion de la santé ainsi que la prévention des maladies.

Cette démarche s'intégrait dans le cadre du Fond pour l'adaptation des soins en santé primaire (FASSP).

Depuis cette période, les soins de santé primaire (SSP) se sont profondément réorganisés sur plusieurs axes, qui ont été analysés dans une série de rapports publiés en Mars 2007 au Canada :

- Prévention et gestion des maladies chronique
- Soins en collaboration
- Evaluation et données probantes
- Gestion et technologies de l'information

Notre travail porte sur les soins en collaboration.

2° Les soins en collaboration

Les soins en collaboration s'imposent comme une nécessité devant le développement des spécialisations aboutissant à la fragmentation des connaissances et des pratiques. Cela rend plus difficile une vision pertinente du devenir du patient et est source de perte de temps et d'énergie pour obtenir une réponse satisfaisante. [2]

De l'avis général des auteurs, les soins se sont beaucoup complexifiés au cours des 50 dernières années que ce soit du point de vue de l'organisation ou de la nature du travail mais aussi des relations sociales dans le travail [3]. De nombreux travaux tendent à prouver qu'une collaboration interprofessionnelle efficace serait plus efficace que l'intervention non coordonnées de plusieurs professionnels. [4 – 5 – 6]

Ainsi, ZWARENSTEIN M and col. ont réalisé une étude d'intervention, le projet LOCIS (Level Of Care Intervention Studie) [7].
Cette étude montre qu'une formation interprofessionnelle réalisée chez des professionnels de santé diplômés :
- améliore la communication entre les médecins et les infirmiers,
- raccourci la durée des séjours hospitaliers,
- diminue le taux de réadmission à l'hôpital,
- améliore la satisfaction du patient

On peut imaginer que les soins en collaboration ne sont pas chose aisée et ne vont pas de soi. Il existerait un risque d'apparition de conflits et de blocages nuisibles à une prise en charge efficiente des patients.

Les travaux de DRINKA en 1996 définissaient une équipe interprofessionnelle dans les termes suivants : groupe de professionnels de différentes professions qui s'engagent dans une collaboration planifiée et interdépendante. [8]

3° L'éducation interprofessionnelle

Dés la fin des années 80, de nombreux travaux d'équipes anglo-saxones ont cherché à définir et à évaluer cette formation interprofesionnelle.

En 1988, l'OMS rapportait qu'une formation interprofessionnelle, aiderait les membres d'une équipe de soins à développer le respect mutuel, et une meilleure compréhension du rôle des autres soignants. Des travaux de recherche menés par la suite trouvaient qu'un enseignement interprofessionnel aidait l'étudiant à une meilleure compréhension des rôles, responsabilités, compétences et limites des autres professions. [9]

John HORDER est le Fondateur de CAIPE (Center For de Advencement of Intreprofessionnal Education, instance promouvant l'enseignement interprofessionnel au Canada) [10]. Il a réalisé une revue de la littérature portant sur 53 études évaluant une formation interprofessionnel post universitaire.

- 14 retrouvent une amélioration de la communication et de la collaboration,
- 22 retrouvent des modifications dans les connaissances et les compétences,
- 12 retrouvent des changements de comportement,

- 21 retrouvent des changements dans l'organisation des pratiques,
- 9 retrouvent un bénéfice pour le patient.
- 5 études ne notent aucun changement.
- On ne note pas d'effets négatifs des formations interprofessionnelles

Les travaux de ZWARENSTEIN M. suggèrent qu'une formation interprofessionnelle universitaire fournirait vis-à-vis des futurs praticiens un meilleur impact sur les aptitudes au travail en équipe interprofessionnelles. [2]

Cela semble confirmé par l'étude de TANAKA et YOKODE menée à l'hôpital universitaire de Kyoto en 2005. Les auteurs ont trouvé que, après une simulation, les étudiants en médecine exprimaient plus d'intérêt que les jeunes médecins (residents) au sujet d'un travail en équipe interprofessionnelle. [11]

Les travaux d'OANDASAN et D'AMOUR [12] formalisaient en 2005 l'éducation interprofessionnelle dans ses dimensions pré et post universitaires, aboutissant à la création de L'éducation interprofessionnelle pour une pratique collaborative centrée sur le patient (IECPCP). Ce modèle est alors devenu la pierre angulaire de la formation interprofessionnelle au Canada. Le concept est résumé par ce schéma qui valorise la formation interprofessionnelle comme indispensable à un fonctionnement collaboratif interprofessionnel centré sur le patient. Il insiste sur la nécessité d'un soutien institutionnel, sous la forme d'une accréditation pour les universités et d'une validation des acquis des étudiants. Cette forme de soutien serait, selon les auteurs, un gage de la bonne qualité de l'éducation interprofessionnelle.

La formation interprofessionnelle pour une pratique en collaboration
centrée sur le patient : un modèle en émergence

L'éducation interprofessionnelle pour accroître les résultats chez l'apprenant ‹ Interdépendant › La pratique collaborative pour accroître les résultats de soins

Facteurs systémiques
(macro)

Système d'éducation
(ex. accréditation, structures de l'institution)

Système professionnel
(ex. Organisme de réglementation, responsabilité)

Facteurs institutionnels (méso)

Facteurs liés à l'enseignement (micro)

Facteurs organisationnels (méso)

Facteurs interactionnels (micro)

Leadership/ Ressources

Contexte d'apprentissage

Enseignants
compétences professionnelles

APPRENANT

et attitudes

Enseignants

Processus administratifs

Développement professoral

Résultats chez l'apprenant

COMPÉTENCES

+ Connaissances

+ Habiletés

+ Attitudes

+ Comportement

Gouverne

Professionnels
complexité de la tâche

PATIENT

Professionnels

Règles pour structurer l'équipe

Partage des buts / Vision

Sentiment d'appartenance

Résultats Patients/ professionnels

+ Patient
Résultats cliniques
Qualité des soins
Satisfaction

+ Professionnels
Satisfaction
Bien-être

+ Organisation
Efficience
Innovation

+ Système
Coût / bénéfice
Réactivité

Politiques gouvernementales : Fédérales, provinciales, régionales, territoriales
(ex. éducation, santé et services sociaux)

Valeurs sociales et culturelles

Recherche pour informer et évaluer
- Comprendre les processus sous-jacents à l'enseignement et à la pratique de la collaboration
- Mesures de résultats / développement de lignes directrices selon des méthodologies rigoureuses et transparentes
- Disséminer les résultats

D'Amour, Oandasan (2004)

4° Interprofessionnalité

L'interprofessionnalité est une conception des soins en collaboration, qui regroupe deux notions : L'interdisciplinarité et la professionalité.

A/ pluridisciplinarité, la transdisciplinarité et l'interdisciplinarité. [13]

Ces notions décrivent 3 modes de travail collaboratif qui peuvent être confondus, et qu'il convient de distinguer [14]

Pluridisciplinarité

La pluridisciplinarité est la juxtaposition de compétences spécifiques autour d'un même sujet, sans pour autant qu'il y ait de concertation à la base. Chaque intervenant applique son raisonnement et les méthodes qui lui sont propres.

On peut considérer actuellement les différentes prise en charges autour d'un même patient comme pluridisciplinaires : intervention du cardiologue, du neurologue...

Transdisciplinarité

La transdisciplinarité, s'appuie sur des savoirs, des outils et des méthodes communs entre les différentes disciplines. Dans la démarche médicale, la transdisciplinarité semble consister à coordonner des actions pour soigner une pathologie précise

Par exemple : Prise en charge d'un cancer par le chirurgien, le radiothérapeute et l'oncologue.

Interdisciplinarité

L'interdisciplinarité se situe un peu entre la pluridisciplinarité et la transdisciplinarité. Elle se définit par une interrelation entre les différents intervenants. Elle induit également une coordination des actions par rapport à un objectif commun permettant d'appréhender, analyser, améliorer ou résoudre un problème complexe. Ce n'est pas juste une juxtaposition statique des savoirs et des compétences, mais réellement un processus dynamique sous-tendu par un enrichissement mutuel articulé par un projet commun.

Dans le domaine médical, cette démarche vise plus à soigner la personne, dans ses multiples dimensions que sa ou ses pathologies.

Ces différentes manières de travailler s'appliquent à une même profession. Pour pouvoir définir l'interprofessionnalité, il est alors nécessaire de définir la professionnalité.

B Professionalité [3 – 15]

La professionnalité est un terme italien né dans les années 80 dans un contexte de conflits professionnels des années 1960 à 1975. Elle témoignait des débats entre d'une part organisation du travail, et d'autre part reconnaissance professionnelle. Son adaptation française provient de la nécessité de rendre compte de la complexité des problèmes liés au travail notamment l'enchevêtrement et le nécessaire dialogue dans les activités humaines entre d'une part les dimensions professionnelles, que l'on pourrait qualifier de rationnelles, organisationnelles, et d'autre part les dimensions personnelles, que l'on pourrait qualifier de sensibles.

La professionnalité devient alors une sorte de culture, d'une personne ou d'un groupe de professionnels, conciliant le rationnel et le sensible.

La professionnalité est sous-tendue par une double définition partagée entre altruisme et intérêt personnel depuis les années 1970-1980

A cette période, les professions étaient perçues comme puissantes, privilégiées, monopolisant les ressources pour leur propre intérêt. Cela engendra le scepticisme au sujet de la valeur du professionnalisme. Une définition du professionnel fut donnée par SENHAUSER. Celle-ci passait de « personne qui s'engage dans une vocation ou occupation demandant une longue période de formation intense » à « personnes accomplissant un travail spécialisé qui paie bien ».

De plus, dans le grand public, l'imaginaire de la profession médicale se définissait sur la base d'une profession faite pour protéger ses membres.

Si des voix suggéraient que le professionnalisme « *est un idéal qui doit être poursuivi* », une perspective cynique soulignait que le professionnalisme ne peut pas exister sans un climat d'individualisme. Durant les années 1990, sous la pression des patients et devant les besoins de schémas de formation visant à améliorer les pratiques, il fut souligné le besoin de réclamer du professionnalisme. Cela fut réinterprété comme la nécessité d'incorporer un noyau centré sur l'humanisme, dans lequel les intérêts du patient et ceux de la communauté sont centraux. L'ajout d'une responsabilité envers la société devenait un enjeu pour les enseignants médicaux et paramédicaux.

Dans ces termes, la professionnalité a été incluse comme un élément essentiel du champ des professionnels de santé diplômés.

5° Contexte français

En France, le contexte est assez similaire au contexte canadien, avec un déficit annoncé de la sécurité sociale estimé à 27 milliards d'euros pour 2007, et des prévisions démographiques plutôt alarmantes :

- Vieillissement de la population avec pour conséquence une augmentation de la prévalence de maladies chroniques nécessitant un plus grand usage du système de soins [16 – 17]

- Diminution de la démographie médicale, avec une densité médicale qui passerait de 327 à 292 médecins pour 100 000 habitants entre 2006 et 2030. On estime qu'elle atteindrait un point bas en 2020, date à laquelle on compterait 276 médecins pour 100 000 habitants. [18]

- Apparition de déserts médicaux. Lors d'une enquête de la DRESS et de la CNAMTS on a noté des disparités interrégionales allant jusqu'à 50% pour les généralistes, et allant du simple au double pour certaines spécialités. pour lesquels des solutions on été proposées. [19]

Des solutions se sont alors mises en place progressivement :

- l'augmentation du numerus clausus et la répartition des postes d'internes. Cependant les effets de l'augmentation du numérus clausus mettront 10 ans avant d'avoir des effets. La répartition des postes d'internes ne limite pas la libre installation des médecins et semble avoir un impact limité [19]

- mesures incitatives, à l'initiative des différentes régions [19]

- Maisons médicales de garde dont l'activité fut analysée dans un rapport remis au ministre de la santé en juillet 2006 définies par la CNAMTS comme « un lieu d'accueil physique des patients, ouverts à la population sans discrimination, sans prise de rendez vous, aux heures de fermeture des cabinets médicaux, les soins médicaux y sont dispensés sous forme de consultations. » [20] Elles permettent d'assurer la permanence médicale des soins sur le territoire lors des horaires de garde. Elles rendent ainsi les tours de gardes plus faciles pour les praticiens, leur assurant une meilleure qualité de vie.

- Maisons médicales de santé pluriprofessionnelles, présentées dans la loi du 21 juillet 2009, qui ont bénéficié d'un rapport en 2009 remis également au ministre de la santé [21 – 22]. Ces maisons médicalisées sont soumises à plusieurs difficultés d'ordre :
  - juridiques : Pas de statut juridique adapté à leur fonctionnement avec ainsi des risque fiscaux, sociaux (cotisations sociales) et de gestion (impossibilité de percevoir au nom de la maison médicale des subventions)
  - Organisationnels : Elles ne disposent pas de dossier patient unique et partagé
  - Financier : pas de subvention pour l'équipement logistique des ce maisons.

Cependant, même si différents professionnels de santé travaillent dans un même espace, force est de constater que ces maisons de santé pluridisciplinaire ne fonctionnent pas toujours bien. Des constats de départ de jeunes médecins ont souvent été signalés, même au sein de ces structures... [23 – 24]

Peut être que les interactions entre professionnels n'ont pas toujours permis l'émergence de projets professionnels partagés réduisant ainsi l'intérêt de telles structures. Un tel constat justifierait de porter l'effort institutionnel sur la qualité du projet inter professionnel.

6° Justification de l'étude

Au niveau de la faculté de médecine de Rouen, l'enseignement du maintien à domicile de la personne âgée se faisait auparavant sous la forme d'un séminaire lors duquel les internes de médecine générale résolvaient en petits groupes un cas clinique complexe avant une synthèse d'expert en séance plénière.

Accueillie en stage à l'université LAVAL de Québec, l'équipe pédagogique du département de médecine générale de Rouen accompagnée de la directrice de l'institut de formation en soins infirmiers (IFSI) de Rouen a eu l'opportunité d'assister à un exposé développant les principes de D. D'AMOUR [12] insistant sur la nécessité d'introduire la collaboration interprofessionnelle dans les cursus de formation initiale.

Il a alors paru intéressant de réaliser en collaboration avec l'institut de soins infirmiers du CHU de Rouen un enseignement commun se voulant interprofessionnel. Le thème retenu a été celui du maintien à domicile de la personne âgée.

Cette thématique est particulièrement intéressante car les personnes âgées, comme nous l'avons vu précédemment seront de plus en plus nombreuses d'ici 2050. [16]

Ces personnes fragiles et potentiellement polypathologiques sont plus à risque de devenir dépendantes [17 –25 – 26]

Une étude de l'INSEE menée en 2006 extrapolait à partir des données démographiques et épidémiologiques une nette augmentation des personnes âgées dépendantes en 2040 pouvant atteindre en 1,1 et 1,5 millions de personnes. [27]

La prise en charge de la dépendance représente un véritable défi tant sur le plan des acteurs locaux de santé que sur le plan institutionnel [26 – 28 – 29 – 30]. Elle fut un cheval de bataille du président de la république N.SARKOZY lors de la campagne présidentielle de 2007. Actuellement, cette volonté s'inscrit dans la construction du cinquième risque de l'assurance maladie [29 – 30]

Elle nécessite de nombreux intervenants sur le plan médical (médecin généraliste, médecin spécialiste, pédicure-podologue, infirmier libéral, kinésithérapeute, pharmacien…), et sur le plan social (aide ménagère, auxiliaire de vie, portage des repas, téléalarme, club du troisième âge…). Le financement de toutes ces aides est double, venant d'une part de l'assurance maladie pour les frais de santé, et d'autre part du conseil général par le biais de l'allocation personnes âgées (APA) ou de certaines mutuelles pour les frais sociaux. Devant la multitude des aides existantes, il est souvent nécessaire de recourir à des travailleurs de l'action sociale (assistante sociale, centres locaux d'information et de coordination gériatrique)

Une enquête menée par la DRESS entre 2000 et 2005, prouvait que ce sujet semble tenir à cœur la population française. En effet, il existe des implications sociales, financières et affectives qui impacte la grande majorité de la population. [31]

Actuellement, la seule formation d'ordre interprofessionnelle consiste en la réalisation d'un stage « infirmier » en PCEM2, stage où l'étudiant en médecine travaille sous la tutelle d'un infirmier hospitalier. [32]

7° Questionnements

L'enseignement, qui a été construit sous la forme d'un séminaire regroupant élèves en soins infirmiers et internes de médecine générale, se devait d'être évalué.

Nous avons cherché à savoir :

- Si l'enseignement interprofessionnel avait permis une amélioration des connaissances des étudiants sur le sujet du maintien à domicile de la personne âgée ?
- Si les étudiants étaient intéressés par la démarche interprofessionnelle et ce qu'ils retenaient de ce concept ?
- Quelle(s) satisfaction(s) les étudiants retiraient de l'enseignement interprofessionnel et à l'inverse s'ils pointaient des limites à cet exercice.

II. MATERIEL ET METHODE

<u>1 : Le séminaire</u>

Le séminaire interprofessionnel a été réalisé le 17 septembre 2009 dans les locaux de la faculté de médecine de Rouen et dans ceux de l'école de santé paramédicale du CHU de Rouen.

Ce séminaire a été réalisé en collaboration par le département de médecine générale de Rouen et par l'institut de soins infirmiers du CHU de Rouen

1.1 : Population étudiée :

1.1.1 Groupes intervention :

Ils sont constitués de 6 groupes mixtes de 12 étudiants, comprenant chacun 6 étudiants en soins infirmiers et 6 internes de médecine générale.

Les ESI ont été recrutés sur les critères de validation du module « personnes âgées », du stage précédent réalisé en secteur libéral, hospitalisation à domicile (HAD) ou en SSIAD (service de soins infirmiers à domicile).

Les IMG ont été recrutés de façon pragmatique en dirigeant vers le groupe intervention les 36 premiers internes, ayant validé leur stage chez le praticien, dans leur ordre à l'enseignement..

Les groupes intervention ont bénéficié d'un encadrement interdisciplinaire avec un tuteur enseignant au département universitaire de médecine générale et un enseignant de l'Institut de Formation en Soins Infirmiers

1.1.2 Groupes témoins :

Huit groupes ont été constitués uniquement d'IMG encadrés par un tuteur enseignant de médecine générale.

1.2 : les outils d'évaluation :

L'évaluation s'est faite au moyen de questionnaires individuels développés en collaboration par le DUMG et l'IFSI.

On distingue trois types de questionnaires :

- un questionnaire à choix multiples évaluant à priori puis à postériori les connaissances des étudiants sur le thème du maintien à domicile de la personne âge (structures de recours, prise en charge sociale, intervenants ...). Ce type de questionnaire était destiné à tous les étudiants participant au séminaire,

- un questionnaire à réponses ouvertes rempli par les étudiants des groupes interventions, portant sur leurs représentations à propos des fonctions respectives de l'infirmière libérale et du médecin généraliste dans le maintien à domicile. Ce questionnaire était lui aussi rempli à priori puis à postériori,

- Un questionnaire évaluant la satisfaction des étudiants.

1.3 : La méthode pédagogique :

La séquence pédagogique s'est déroulée de la façon suivante :

- distribution des questionnaires « pré-tests » sur le maintien à domicile en début de séance et sur les représentations des étudiants au sujet des fonctions des deux professions dans le contexte du maintien à domicile. (annexe 1, 2 et 3)

- travail autour d'un cas clinique complexe évolutif. Les étudiants des groupes interventions (ESI + IMG) avaient des informations différentes adaptées à leurs fonctions exercées auprès du patient et de la famille. Ces différences avaient pour but de favoriser, par les échanges d'information, l'interactivité entre les deux catégories d'étudiants.

- résolution conjointe du cas clinique.
- remplissage des questionnaires à postériori sur les représentations, (annexe 1 et 2)

- 4 séquences successives d'expertise interactive sur le maintien à domicile. (fournisseur de matériel, coordinatrice de CLIC, Infirmière Coordinatrice et aide soignante d'un SSIAD, binôme professionnel enseignant de médecine générale et enseignant en soins infirmiers)

- Nouveau remplissage des questionnaires sur le maintien à domicile. (post test) (annexe 4)

- Remplissage du questionnaire de satisfaction. (annexe 5)

<u>2 : Analyse combinée</u>

L'évaluation du séminaire interprofessionnel s'est faite par une analyse combinée de données quantitatives et qualitatives. Elle a été menée en phase séquentielle, débutant par l'analyse quantitative de données au moyen de questionnaires auto administrés lors du séminaire interprofessionnel, puis complétée par l'analyse qualitative par la méthode de l'entretien en groupe (focus group). [33].

Cette méthodologie longtemps débattue semble maintenant avoir une bonne validation, avec l'avantage d'obtenir, sous différents angles d'investigation d'un même phénomène, des informations complémentaires permettant sa bonne appréhension.

<u>3 : analyse des questionnaires</u>

3.1 : Analyse des quiz

Les questionnaires sur le maintien à domicile ont été saisis et analysés à l'aide d'un logiciel tableur, en suivant une grille de correction rédigée par les responsables de l'enseignement et les différents experts.

3.2 : Analyse des questionnaires sur les représentations

Les questionnaires sur les représentations ont été analysés en deux temps :

⅄ Une première lecture a recherché une amélioration ou non de ces dernières selon des critères d'expertise professionnelle des enseignants.

⅄ Puis, nous avons réalisé une analyse semi-quantitative en répertoriant les différentes représentations et fonctions évoquées par les étudiants, Nous les avons ensuite classées par catégories afin d'en observer les variations entre le pré et le post test. Les résultats obtenus en pré-test et en post-test sont comparés au moyen d'un test du X^2.

4 : Etude qualitative

4.1 : méthodologie

La méthode choisie a été celle des focus groups, car elle permet d'explorer de nombreux domaines de façon plus poussée que dans des entretiens individuels, grâce à l'émulation du groupe constitué. Cette méthode permet également de donner plus de temps et de susciter plus de réflexion de la part des étudiants [34].

L'entretien semi dirigé a été mené par un même animateur, suivant un plan d'entretien explorant la satisfaction des étudiants vis à vis du séminaire, et leur vision de l'interprofessionalité.

Un entretien individuel préliminaire réalisé le 12 novembre 2010, a permis d'explorer les premières pistes de réflexion quand à la tenue des focus groups.

Ces pistes portaient sur plusieurs points :

- Une grande satisfaction à l'issu du séminaire,
- Un éclaircissement sur les possibilités dans le maintien à domicile de la personne âgée,
- Un manque d'écoute du médecin en général, point que les IMG doivent apprendre à travailler selon les ESI,
- Un manque de débriefing à l'issue du travail en commun.

4.2 : les entretiens

4.2.1 Recrutement

Les étudiants recrutés avaient tous participé au séminaire « maintien à domicile de la personne âgée ».

Le recrutement s'est fait pendant la période du 8 novembre 2009 au 20 avril 2010 par voie du courrier électronique, avec des relances fréquentes auprès des internes de médecine générale.

Un premier focus groupe a réuni 8 participants, tous internes de médecine générale. Deux des participants ont travaillé dans le même groupe mixte.

Le deuxième focus group s'est déroulé deux semaines plus tard et a regroupé 4 internes de médecine générale, tous issus de groupes différents, et 5 étudiantes en soins infirmiers, dont deux avaient travaillé dans le même groupe et avec l'animateur.

4.2.2 Déroulement des entretiens de groupe

L'évaluation qualitative en focus group, réalisée près de 6 mois après le séminaire, a permis d'étudier la satisfaction des étudiants sur l'enseignement et d'explorer les compétences fournies par cette formation.

Les focus groups se ont déroulés en deux sessions, à l'UFR médecine Pharmacie de Rouen, pour une durée d'environ 1h chacune.

Les éléments explorés au cours des entretiens concernaient essentiellement la satisfaction des étudiants vis à vis du séminaire, ainsi que l'apport de la présence d'étudiants de l'autre profession. Nous avons également cherché à comprendre comment les étudiants percevaient le travail interprofessionnel. Le rôle de l'animateur dans ces conditions consistait essentiellement à reprendre les éléments exposés par les étudiants afin de les préciser. (annexe 6)

4.3 : Analyse des données qualitatives

Les résultats ont été retranscrits littéralement et manuellement par un même opérateur.

L'analyse s'est faire à l'aide du logiciel WEFT QDA [http://www.pressure.to/qda].

Le codage des données a été réalisé par l'opérateur qui avait réalisé la retranscription des données enregistrées sur bande audio.

La réorganisation des codes a été faite par un seul opérateur, puis relu par un second qui n'avait participé ni aux focus groups, ni à la retranscription des données audio.

III. RESULTATS

1ère partie : Analyse des questionnaires

Au total, 102 questionnaires sont exploitables en pré-test et en post-test lorsqu'on apparie les questionnaires : 35 questionnaires d'étudiants en soins infirmiers, 31 questionnaires d'internes en groupe mixte et 36 questionnaires d'internes en groupe homogène.

1° Identification des acteurs du maintien à domicile de la personne âgée

Le séminaire a immédiatement amélioré l'identification des acteurs du maintien à domicile comme en témoignent les figures 1 et 2 qui explorent la capacité de citer les acteurs du maintien à domicile. Au terme du séminaire près de 80 % des étudiants sont capables d'identifier au moins 5 acteurs.

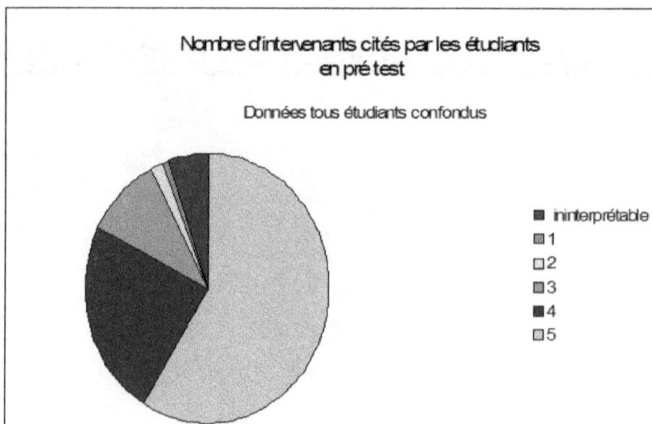

Figure 1:

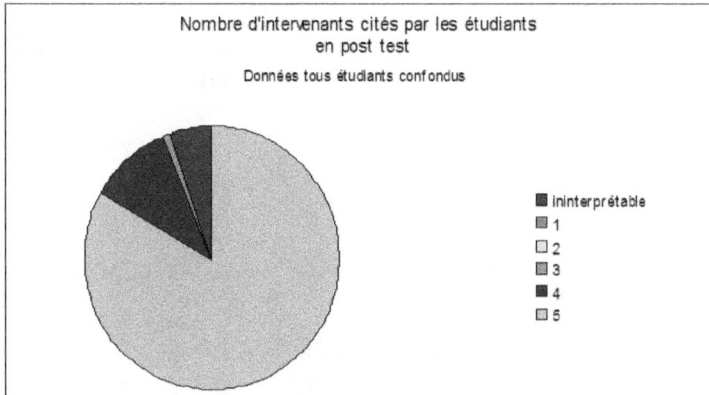

**Nombre d'intervenants cités par les étudiants
en post test**

Données tous étudiants confondus

- ininterprétable
- 1
- 2
- 3
- 4
- 5

Figure 2:

2° Performances au questionnaire sur le maintien à domicile

Les figures 3-4 et 5 explorent la progression de la performance des étudiants entre le pré test et le post test.

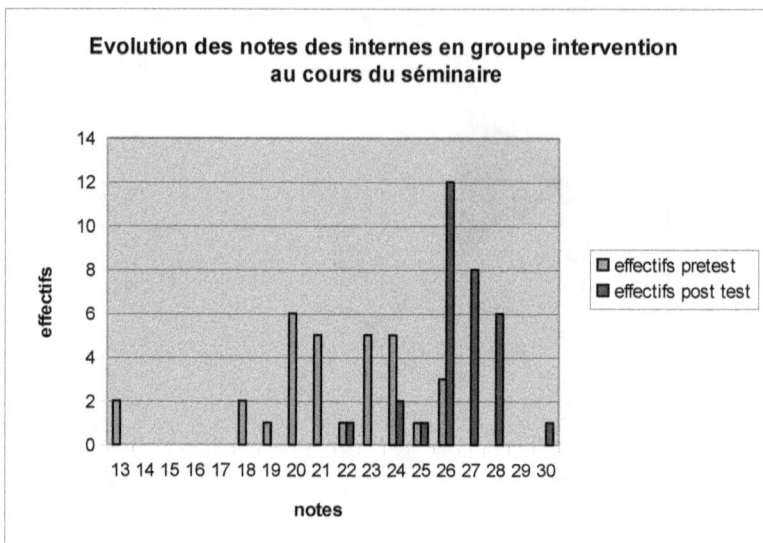

Evolution des notes des internes en groupe intervention au cours du séminaire

Figure 3 :

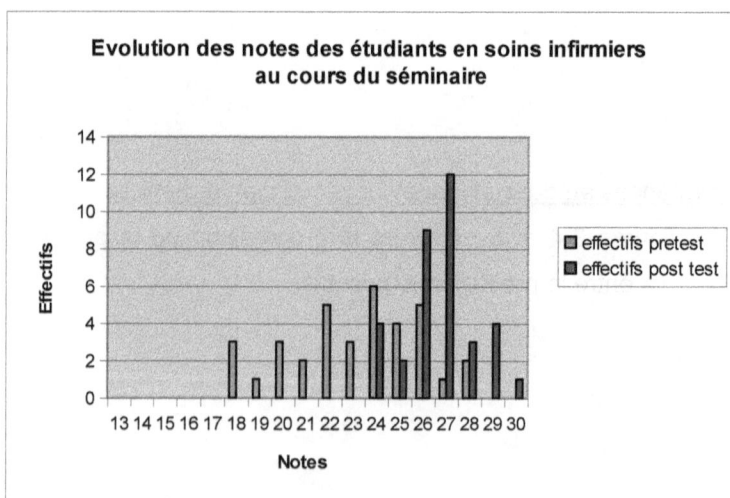

Evolution des notes des étudiants en soins infirmiers au cours du séminaire

Figure 4 :

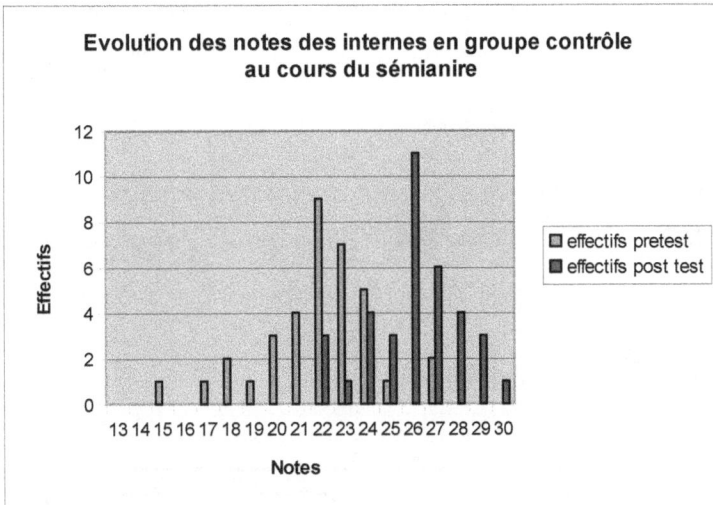

Evolution des notes des internes en groupe contrôle au cours du sémianire

Figure 5

Les tableaux 1 et 2 présentent les moyennes obtenues par les étudiants en pré-test et en post test. ainsi que les variances

Performances en pré-test

Performances en pré-test

Groupe	Moyenne	Variance
Etudiants en soins infirmiers	23,17	7,73
Internes en groupe intervention	21,48	10,19
Internes en groupe contrôle	21,92	6,19

Tableau 1: Comparaison des moyennes en pré-test des performances des étudiants sur le maintien à domicile

En comparant les moyennes avec un test de Student, nous constatons une plus grande performance en pré-test des ESI par rapport aux IMG en groupe intervention (p=0,01).

Cette plus grande performance des ESI s'observe également lorsque l'on compare leur moyenne à celle des IMG en groupe témoin. (p=0,02).

On ne constate pas de différence significative entre les performances des IMG en groupe intervention et celles des IMG en groupe témoin. (p= 0,27)

Performances en post-test

Performances en post-test

Groupe	Moyenne	Variance
Etudiants en soins infirmiers	26,69	2,28
Internes en groupe intervention	26,48	2,19
Internes en groupe contrôle	26,03	4,03

Tableau 2 : Comparaison des moyennes en post-test des performances des étudiants sur le maintien à domicile

En post test, nous ne constatons pas de différence significative entre les moyennes des ESI et les IMG en groupe contrôle. (p=0,29)

Nous ne constatons pas non plus de différence significative si l'on fait le comparatif avec les IMG en groupe intervention. (p= 0,06)

Nous ne constatons pas de différence significative non plus si l'on compare les moyennes des IMG en groupe intervention et celles des IMG en groupe contrôle. (p=0,15)

On note une diminution de la variance entre pré test et post test pour chaque catégorie. Cela laisse présager une homogénéisation des performances des étudiants au sein de leur catégorie.

Progression des étudiants

Le tableau 3 présente les moyennes des progressions des performances des étudiants entre le pré test et le post test.

Progressions moyennes (entre pré-test et post-test)

Groupe	Moyenne	Variance
Etudiants en soins infirmiers	3,51	7,49
Internes en groupe intervention	5,00	10,00
Internes en groupe temoin	4,11	8,33

Tableau 3 : Comparaison des moyennes des progressions des performances des étudiants sur le maintien à domicile durant le séminaire

Lors de la comparaison des progressions en pré test et en post test, nous constatons une progression significativement plus importante pour les IMG en groupe intervention par rapport aux ESI. (p=0,047)

Nous n'observons cependant pas de différence significative dans les progressions entre les ESI et les IMG en groupe contrôle. (p=0,37)

Nous n'observons pas non plus de différence significative entre les IMG en groupe intervention, et ceux en groupe contrôle. (p=0,23)

3° Représentations

Le tableau n°4 explore l'évolution des représentations des ESI au fil du séminaire.

Aspect quantitatif

Représentations de l'étudiant en soins infirmiers au fil du séminaire :	Évolution négative	Absence d'évolution	Évolution positive
Perception de l'IDE par le médecin généraliste	2	16	19
Les fonctions du médecin dans le maintien à domicile	1	19	17
Les fonctions de l'IDE dans le maintien à domicile	1	16	20

Tableau 4: Aspects quantitatifs de l'évolution des représentations de l'étudiant en soins infirmiers au cours du séminaire

Le tableau n° 5 explore l'évolution des représentations des IMG au fil du séminaire.

Représentations de l'interne en médecine générale au fil du séminaire :	Évolution négative	Absence d'évolution	Évolution positive
Perception du médecin par l'IDE	1	33	2
Fonctions du médecin dans le maintien à domicile	0	30	6
Fonction de l'IDE dans le maintien à domicile	1	28	7

Tableau 5 : Aspects quantitatifs de l'évolution des représentations de l'interne en médecine générale au cours du séminaire

Les représentations des IMG évoluent peu contrairement à celles de ESI qui se sont pour la plupart améliorées. Ces évolutions paraissent très majoritairement positives.

Les tableaux n° 6 et 7 explorent de façon plus qualitative les variations des représentations des étudiants en les catégorisant.

Aspect qualitatif

	pré-test	Post-test	p
Représentations du médecin généraliste par les infirmiers selon les internes en médecine générale			
Coordination des soins	17	24	0,1
Prescription	14	20	0,17
Proximité/relationnel	4	9	0,64
rôle administratif	2	3	0,3
Fonctions de l'infirmier dans le maintien à domicile de la personne âgée selon les internes en médecine générale			
Dialogue avec le médecin	19	22	0,48
Relationnel avec le patient	19	19	
Démarche clinique (réévaluation de l'état clinique)	14	18	0,34
Gestion du traitement	10	6	0,26
Coordination	2	8	0,05
Fonctions du médecin généraliste dans le maintien à domicile de la personne âgée selon les internes de médecine générale			
Coordination/Médiation	19	38	<1/1000
Démarche clinique	19	26	0,09
Proximité/relationnel	11	12	
Prescription	11	22	0,1
Administratif	7	10	0,41

Tableau 6 : Aspects qualitatifs de l'évolution des représentations des internes de médecine générale au cours du séminaire

Au terme du séminaire, les IMG pensent que les ESI identifient beaucoup mieux le rôle de coordination des soins et de prescripteur du médecin.

Les trois fonctions principales des IDE dans le maintien à domicile des personnes âgées, qu'évoquent les IMG sont :
- ⋏ le dialogue avec le médecin,
- ⋏ le relationnel avec le patient,
- ⋏ la réévaluation de l'état clinique du patient.

Le séminaire permet une évolution significative de la représentation des IMG qui mesurent le rôle de coordination des soins au lit du patient de l'IDE.

Les trois fonctions principales du médecin généraliste dans le maintien à domicile qu'évoquent les IMG sont :
- la coordination et la médiation entre les différents intervenants
- la démarche clinique auprès du patient
- la prescription médicale.

L'appropriation de leur rôle de coordination est très significativement renforcée par ce séminaire dans l'esprit des IMG.

	pré-test	Post-test	p
Représentations des infirmiers par les médecins, selon les étudiants en soins infirmiers			
Coordination des soins	19	26	0,09
Soins sur prescription médicale	27	19	0,05
Proximité/relationnel	11	6	0,42
Démarche clinique	6	7	0,76
Fonctions de l'infirmier dans le maintien à domicile de la personne âgée selon les étudiants en soins infirmiers			
Relationnel avec le patient	35	23	<1/1000
mettre en œuvre le maintien à domicile	22	12	0,02
Soins sur prescription médicale	21	23	0,65
soins hors prescription médicale	17	11	0,15
Démarche clinique	14	19	0,24
Evaluer le le maintien à domicile	13	11	0,62
coordination des différents intervenants	14	14	
dialogue avec le médecin	10	10	
Fonctions du médecin dans le maintien à domicile selon les étudiants en soins infirmiers			
Démarche clinique	38	23	<1/1000
Prescription médicale	22	31	0,02
Mettre en place le maintien à domicile	2	14	<1/1000
Taches administratives	6	11	0,17
Collaboration avec les intervenants	6	10	0,26
Evaluer le maintien à domicile	8	8	
coordonner les différents intervenants	7	6	0,76
Relationnel avec le patient	9	5	0,24
Lien ville hôpital	4	3	0,69
Connaissance du logement	3	3	

Tableau 7 : Aspects qualitatifs de l'évolution des représentations des étudiants en soins infirmiers au cours du séminaire

Les ESI projettent l'idée que les médecins les considèrent essentiellement en charge des soins sur prescription médicale.

Le séminaire fait évoluer positivement l'idée que les médecins puissent reconnaître leur fonction de coordination auprès du patient.

De même les ESI pensent que les internes en médecine générale les perçoivent beaucoup moins (variation significative) comme de pures exécutant du protocole de soins.

Les trois fonctions principales de l'IDE dans le maintien à domicile, qu'évoquent les ESI, sont :
- le relationnel avec le patient
- la mise en œuvre du maintien à domicile
- les soins sur prescription médicale.

On observe un repli significatif des fonctions de relationnel et de mise en œuvre du maintien à domicile au fil du séminaire.

Les trois fonctions principales de médecin généraliste, qu'évoquent les ESI, sont :
- la démarche clinique
- la prescription médicale
- la mise en place du maintien à domicile.

Au terme du séminaire, On observe un repli significatif de la démarche clinique, et une progression significative de la prescription médicale et de la mise en place du maintien à domicile.

4° Satisfaction

Le tableau 8 regroupe toutes les données de l'enquête de satisfaction. Parmi les items, on peut distinguer les éléments suivants :

Étudiants en soins infirmiers

	Absolument pas	Plutôt non	plutôt oui	Absolument	Ne sait pas
L'enseignement a mobilisé vos connaissance antérieures ?		0	9	27	0
L'enseignement a enrichi vos connaissances antérieures ?		2	13	21	0
Les acteurs du maintien à domicile vous paraissent bien identifiés ?		1	22	13	0
A la suite de l'enseignement, votre rôle dans le maintien à domicile vous parait bien identifié ?		1	18	17	0
L'enseignement était interactif et la méthode a facilité votre participation ?		2	16	17	1
La présence d'étudiants d'une autre profession de santé était enrichissante		4	10	22	1
Le choix des experts vous a paru pertinent		0	12	23	1
L'enseignement a modifié votre façon d'envisager vos rapports avec les autres professionnels de soins primaires ?	1	7	18	9	1

Internes du groupe intervention

	Absolument pas	Plutôt non	plutôt oui	Absolument	Ne sait pas
L'enseignement a mobilisé vos connaissance antérieures ?		1	3	10	21	0
L'enseignement a enrichi vos connaissances antérieures ?		0	16	19	0
Les acteurs du maintien à domicile vous paraissent bien identifiés ?		2	24	9	0
A la suite de l'enseignement, votre rôle dans le maintien à domicile vous parait bien identifié ?		3	24	7	1
L'enseignement était interactif et la méthode a facilité votre participation ?		3	18	13	1
La présence d'étudiants d'une autre profession de santé était enrichissante		4	12	15	4
Le choix des experts vous a paru pertinent		0	14	20	1
L'enseignement a modifié votre façon d'envisager vos rapports avec les autres professionnels de soins primaires ?	1	8	20	6	0

Internes du groupe contrôle

	Absolument pas	Plutôt non	plutôt oui	Absolument	Ne sait pas
L'enseignement a mobilisé vos connaissance antérieures ?		1	2	25	19	0
L'enseignement a enrichi vos connaissances antérieures ?		0	25	23	0
Les acteurs du maintien à domicile vous paraissent bien identifiés ?		0	28	18	0
A la suite de l'enseignement, votre rôle dans le maintien à domicile vous parait bien identifié ?		3	35	8	1
L'enseignement était interactif et la méthode a facilité votre participation ?		3	37	6	2
La présence d'étudiants d'une autre profession de santé était enrichissante		0	27	21	0
Le choix des experts vous a paru pertinent					
L'enseignement a modifié votre façon d'envisager vos rapports avec les autres professionnels de soins primaires ?	3	7	28	5	5

Tableau 8: Satisfaction des étudiants à l''issue du séminaire

46

Concernant l'apport pédagogique du séminaire, tous les IMG, tous groupes confondus, ont trouvé que le séminaire a enrichi leurs connaissances. C'est également le cas pour 94,44 % des ESI.

77,14 % des IMG en groupe intervention et 88,89% des ESI ont trouvé enrichissant de travailler avec quelqu'un de l'autre profession.

La méthode pédagogique obtient l'adhésion des étudiants avec 89,16 % des IMG satisfaits, sans différence significative entre les deux groupes, et 91,67% des étudiants en soins infirmiers sur l'item « l'enseignement était interactif et la méthode a facilité votre participation »

Concernant l'item « le choix des « experts » vous a paru pertinent » la satisfaction des étudiants est 98.79% pour les IMG tous groupes confondus et 97.22% pour les ESI.

Concernant le groupe « conséquences sur l'exercice futur », l'analyse des résultats peut se faire de la façon suivante :
- meilleure identification du rôle dans le maintien à domicile :
  - 89.16 % pour les IMG
  - 97.22 % pour les ESI

74,29% des IMG en groupe intervention envisageront leurs rapport différemment avec les autre professionnels en soins primaires contre 68,75% de IMG en groupe contrôle (non significatif, $X^2 = 0,58$).

2ème partie : Analyse qualitative

A/ Les bénéfices de la formation

1 . Mettre le doigt sur ses besoins de formation

1.1 Les besoins des IMG

1.1.1 Besoin des IMG Identifiés par les internes

Après le séminaire, les étudiants en médecine sont capables de pointer un certain nombre de limites qu'il leur faut dépasser pour développer leur compétence dans le maintien à domicile.

Les internes pointent leur manque de connaissances pratiques au sujet des structures existantes et des réseaux ou filières de prise en charge à utiliser. De plus certains notent que les correspondants sont nombreux et ont tous des exercices divers ne permettant pas de se repérer aisément.

> *Julien (IMG)* : Et tu arrives dans le monde de la médecine générale, et tu découvre que le fonctionnement est complètement différent. [...] T'as plein de structures, tu sais pas à quelle porte frapper quand t'as des infos à avoir sur...

Méconnaissant les structures ressources, ils ne peuvent en faire bénéficier le patient

> *Marise (IMG)* : Sur le plan administratif, on n'avait pas les documents, les contacts tout ca. Je trouve, il y avait assez peu d'étudiants en médecine capables de donner l'information. Voire pas du tout d'ailleurs

Avec en arrière plan la crainte de « se retrouver » tout seul à devoir faire face en ville.

Julien (IMG) : Parce que t'as l'impression que tu délègues assez facilement à l'hôpital. Dès que t'as un souci, tu as toujours un référent de tel ou tel truc pour solutionner le problème, alors qu'en ville tu es, comme même assez tout seul.

Ils mettent le doigt sur le caractère « centré sur la maladie » de l'enseignement reçu en 2e cycle et pointent l'objectif plus professionnalisant de « centrage sur le patient qu'il leur faut acquérir »

Marise (IMG) : Finalement, c'est pas si surprenant que ça, parce que nous, des formations pratiques, on en a, mais que très tardivement dans notre cursus. Vraiment très tardivement. On est surtout sur de la sémiologie, du diagnostic. Et après la prise en charge du patient, on la voit beaucoup plus tard. Et je pense du coup, qu'on est un peu en retard et on n'est pas encore tout à fait au fait.

Tous ces éléments concourent à leur faire penser qu'ils « doivent tout réapprendre lors d'un exercice libéral en ville ». Ils se sentent parfois mal préparés à ce travail même si certains identifient le stage chez le praticien comme professionnalisant à ce titre.

Marise (IMG) : C'est pour ça qu'on est très en retard, parce que, finalement, on commence à se poser la question... de l'ambulatoire, là le temps qu'on passe chez le praticien (?)

Toutefois les stages ambulatoires n'ont pas permis à tous les étudiants d'appréhender le fonctionnement précis et les indications des structures ressources du maintien à domicile

Yves (IMG) : ben c'est à dire que en fait, j'avais des informations parcellaires de part les stages, c'est à dire on sait qu'il faut faire ça, qu'il y a des demandes, qu'il y a l'EHPAD, qu'il y peut y avoir l'APA... Enfin il y a tout un tas de choses qui étaient un peu parcellaires.

1.1.2 Besoin des IMG identifiés par les ESI

Les ESI pointent l'incapacité des internes à anticiper leurs besoins dans le contexte des soins de ville qui diffère du milieu hospitalier où ont l'habitude d'évoluer les étudiants en médecine.

Cela constitue un obstacle à une action articulée de façon efficace avec les autres professionnels qui doit tenir compte par exemple des besoins en matériel pour la réalisation des soins.

> *Mathilde (ESI)* : ... il faut le faire faire par une infirmière, mais il y a rien après, il faut une prescription par la pharmacie. En fait il y a plein d'intervenants à penser, c'est pas toujours dans... Quand on est à l'hôpital, c'est sûr, ça coule de source. On demande à l'infirmière de faire ça, et elle va chercher son matériel. A domicile, il y a une autre organisation à prendre en compte.

Les ESI remarquent aussi que les étudiants en médecine ne pensent pas spontanément à la prescription du matériel nécessaire au patient.

> *Nadia (ESI)* : ben on l'a ressenti pendant le séminaire. Après quand on a eu l'intervention qu'il faut prescrire les barres de lit et les matelas.

> *Mathilde (ESI)* : Et les médecins ne sont pas forcément au courant de tout ça. C'est parce que...il y a des médecins qui vont savoir, qu'il y a juste à prescrire ce qui est... les traitements, et tout ce qui est consommable, non

Comme les IMG, les étudiants en soins infirmiers ont pointé les lacunes des étudiants en médecine sur la connaissance des structures d'aide à la personne. Les médecins en exercice sont eux aussi parfois en difficulté sur ce point aux yeux des étudiants infirmiers ce qui résonne avec le sentiment de certains étudiants que le stage ne leur a pas permis d'appréhender ces compétences.

> *Mathilde (ESI)* : Mais pour le maintien à domicile, il faut que les médecins sachent ce qu'il y a de possible de faire, parce qu'il y a plein de choses... enfin : il y a des infirmières libérales, il y a les SSIAD, il y a les hospitalisations à domicile, il y a tout un tas de choses
> *Hervé (Animateur)* : Est-ce que tu as eu ce sentiment au niveau de ton stage ? Qu'il y a beaucoup de médecin qui sont largués par rapport à ça ?
> *Mathilde (ESI)* : qui sont carrément largué même.

Les ESI pointent également le fait que les étudiants en médecine recourent rapidement aux examens complémentaires et privilégient des solutions techniques.

Ainsi, cela s'illustre autour d'un problème d'hydratation :

> *Mathilde (ESI)* : il y avait une question d'hydratation, le groupe médecin, c'était tout de suite mise en place d'une perfusion, c'était tout de suite techniqué : perfusion, on fait un bilan, on fait ceci cela.

Ce faisant des informations cliniques simples à recueillir peuvent être négligées

> *Mathilde (ESI)* : Nous le premier truc qu'on s'est dit, c'est est ce qu'elle boit cette patiente ? On ne pourrait pas savoir combien de litre d'eau elle boit ?

1.2 Les besoins des ESI

1.2.1 Besoins identifiés par les ESI.

Les Etudiants en soins infirmiers gardent facilement en tête le stéréotype du médecin « omniscient » et se projettent en difficultés dans des situations de confrontation de points de vue.

> *Nadia (ESI)* : Il y a des représentations. Du coups, tu oses pas trop t'imposer et lui dire : « [...] Non, tu penses pas plus qu'un médecin. » [...]Quand tu vois le médecin traitant, 60 ans qui arrive et qui pense que c'est ceci ou cela, et puis qu'on n'est pas d'accord. On ne va pas forcément se positionner pour lui dire comment on voit plutôt la chose
>
> *Sandie (ESI)* : [...] il y a des gens dans la promo, comme tu dis, qui partent sur « ho là là ! Le médecin il sait tout. Qu'est ce qu'on a à leur apprendre ? »

Cette difficulté de projection professionnelle dans l'échange se ressentait déjà lors de la présentation en amont du séminaire

> *Nadia (ESI)* : [...] tu disais : vous avez l'impression que les médecins doivent tout savoir. Et honnêtement la première réaction qu'a eu l'amphi quand on nous a expliqué ce qu'on attendait de nous pour ce séminaire. Ca a été : qu'est ce que tu veux qu'on leur apporte [...] Ca a été la première réaction APPROBATION DES AUTRES ESI

Les étudiants en soins infirmiers vont parfois jusqu'à s'interdire de suggérer une prescription.

> *Sandie (ESI)* : nous à la rigueur on a pas à vous expliquer, vous savez. Comme les chaises et les gardes robes là je sais pas quoi... C'est une prescription médicale, donc vous, on a pas à vous expliquer qu'elle en a besoin, parce que si c'est une prescription médicale, vous savez tout.

Ce sentiment n'a manifestement pas survécu au séminaire ...

> *Sandie (ESI)* : Et après, une fois que c'était passé on s'est dit : Au contraire... ouais, ils savent rien !

... et on note au contraire une prise de confiance de la part des étudiants en soins infirmiers qui réalisent qu'ils peuvent contribuer à l'amélioration des compétences de leurs futurs collaborateurs.

> *Sandie (ESI)* : Et voilà, le résultat a été que tous comptes faits, on a des choses à vous apporter.

Le séminaire semble également permettre de diminuer les barrières entre les médecins et les infirmiers. Cela laisse présager une amélioration des relations, sous réserve de répéter l'expérience

> *Nadia (ESI)* : Ben oui, faire des travaux comme ça plus régulièrement, ce serait pas mal
> *Sandie (ESI)* : Ca pourrait améliorer un petit peu les relations, enfin, diminuer ces barrières, se parler.

1.2.2 : besoins des ESI identifiés par les internes

Les internes semblent avoir remarqué cette asymétrie relationnelle vécue par les ESI et leur « autocensure ». Là encore, de leur point de vue il semble que le séminaire ait permis de lever cette ambiguïté

> *Maryse (IMG)* : sur tout ce qu'on a dit, ça a permis [...] de désacraliser le médecin, ce qui n'est peut être pas une mauvaise chose

2 : Identifier les compétences des futurs collaborateurs

Le séminaire a permis aux étudiants de remarquer les compétences de leurs futurs collaborateurs.

2.1 : Les ESI vus par les IMG

Les ESI sont rapidement identifiés comme très proches des réalités pratiques du patient

> *Marise (IMG)* : ... On n'avait pas de réponse alors que vous c'est quand même assez précis. Vous avez des choses précises, alors que nous, on était vraiment dans le général. Et c'était pas du tout au sens pratique des choses. Je pense, qu'on savait pas

Cette notion résonne avec ce qui avait déjà été constaté en stage par certains étudiants

> *Hadji (IMG)* : Moi j'ai pas été trop surpris que les infirmières soient plus... informées au niveau pratique, parce que j'avais déjà fait mon stage chez le prat

Les IMG ont pointé les compétences cliniques des ESI

> *Laura (IMG)* : Surtout que moi en fait, j'ai trouvé qu'elles étaient hyper douée en clinique. Elles m'ont assez étonnée, parce que d'un point de vue clinique, elles pigeaient tout. Et elles nous disaient en gros tout ce qu'on avait à faire.

Ils ont identifié des compétences techniques de ces derniers.

> *Emilie (IMG)* : [...] c'était intéressant d'avoir leur point de vue, d'un point de vue technique

Ils attribuent à l'infirmière un rôle central dans le maintien à domicile, légitimé par sa proximité avec le patient. Le temps de contact plus important entre le patient et l'infirmière permet de recueillir des informations.

> *Arnaud (IMG)* : je pense qu'elle ont un rôle beaucoup plus central, en fait, parce qu'elles sont plus en contact avec les patients, que souvent elles les connaissent mieux que nous, en tous cas au quotidien.

> *Julien (IMG):* Après, je pense qu'au niveau infirmier ce qui est indéniable, c'est que vous passez beaucoup plus de temps auprès du patient. Donc vous avez des infos que nous on a pas.

2.2 : Les IMG vus par les ESI

Les Internes de médecine générale ont été reconnus compétents en gériatrie

> *Mathilde (ESI)* : il semble qu'il y avait beaucoup de gens qui connaissaient la gériatrie

3 : se projeter dans un travail collaboratif « interprofessionnel »

Les étudiants ont pu se projeter dans une vision contextualisée, cohérente au regard de leur future pratique (en tous cas si l'on se place du point de vue des IMG qui travailleront majoritairement en ville).

> *Marise (IMG)* : Moi je pense que c'est finalement bien de le faire là, parce que la vision de l'infirmière, on l'a que sur le versant hospitalier. Et là on s'est rencontré sur un débat autre qui était dans un autre contexte

3.1 Susciter des espaces de communication

3.1.1 : *Partager de l'information*

Les étudiants pointent la nécessité d'échanger de l'information. Cet échange est nécessaire au diagnostic de situation et à la prise en charge du patient et justifie d'une démarche active de recherche d'information.

> *Sandie (ESI)* : Le truc, c'est le retrouver (le médecin) et aller chercher les informations.

> *Julien (IMG)* : Je sais pas, moi ce que j'ai vu de stage, j'ai fait qu'un stage prat. Mais de ce que j'ai vu, c'est vrai qu'à chaque fois tu passes, voilà il suffit qu'elle soit un peu démente, t'as pas les infos nécessaires : « Qui est machin ? Elle ce qu'elle continue à bien s'alimenter ? Comment elle vit ? » T'as peut être une perte d'information
>
> *Arnaud (IMG)* : Moi j'avais l'impression que tout ça, ça faisait partie un peu du but du jeu. […] Et justement si vous n'échangez pas vous passez complètement à coté de la réalité globale de votre patient

> *Christelle (ESI)* : Si on reste centré sur le patient, chacun apporte ses connaissances, en fait. Nous plus du coté pratique, et vous du coté médical : tout les risques et tout ça. Et du coup, on a toutes les informations.[...] même si on a ces lacunes chacun de notre coté, ensemble on arrive quand même à être meilleurs (rires) enfin être... à parler du patient et à faire pour le patient.

Les représentations de ces espaces d'information sont variées, essentiellement issues des expériences en stages. Elles peuvent être fortuites…

> *Sandie (ESI)* : Ha oui. A force de tourner en rond, tu le croises, le médecin qui fait ses tournées. Des fois on s'arrêtait même dans la rue pour échanger des informations.

... ou bien plus formalisées, par le développement de temps dédiés (où la convivialité semble importante).

Les étudiants pointent deux conditions à ces temps dédiés :

- se connaître
- s'organiser

Sandie (ESI) : Après, au bout d'un moment, t'es toujours dans le même secteur. Donc les médecins, tu finir par les connaître. Les médecins te connaissent aussi. Et c'est comme je te disais, c'est le petit café du matin.

Marise (IMG) : Et je pense que c'est vrai, qu'il y a des cabinets qui sont bien organisés et notamment, il y a une telle complicité avec l'infirmière qu'elle vient déjeuner le midi avec eux, et ils discutent des patients et les choses sont claires et voilà.

D'autres outils de coordination sont évoqués comme le cahier de transmissions qui apparaît à certain être un bon support de communication dans les situations où il est mis en place

---

Hadji (IMG) : En parlant des infirmières, en ville j'ai trouvé que c'était plus simple quand il y avait le cahier de transmissions médicales. [..] Et il y avait un cahier de transmissions, qui simplifiait la transmission. Sans ça, c'est vraiment compliqué, je trouve, de gérer les choses.

3.1.2 : Aller chercher l'information

Les ESI pointent qu'il est nécessaire d'aller chercher l'information auprès du médecin lorsqu'ils ne l'ont pas

---

Sandie (ESI): [...] ne pas avoir peur de se dire : « Ben j'ai pas l'information, je vais aller au cabinet du médecin et je vais lui demander. Ou je l'appelle.

Cette démarche leur semble assez naturelle dans le sens infirmier vers le médecin...

Sandie (ESI) : En fait c'est vrai que dès le départ on a eu besoin de vous poser des question, d'aller chercher des informations....On a peut être fait la démarche en premier par contre

Christelle (ESI) : Nous en tant qu'infirmiers, on a l'habitude d'aller chercher les informations qui nous manquent. Parce qu'il y a plein de choses qu'on peut pas faire sans vous en fait. Alors que vous, toutes les choses qu'on fait, vous êtes sensés les faire.

Mathilde (ESI) : je sais que nous, à notre niveau, en tant qu'infirmière ca arrive. On prend le téléphone, on demande au médecin : « qu'est ce qui se passe ? Qu'est ce qu'on fait ?

...alors qu'en contrepartie les étudiants pointent que les médecins ne semblent pas venir demander facilement des informations aux infirmiers

---

Yasmine (ESI) : Les médecins dans les services vont pas forcément venir nous demander des choses de cet ordre là, sur comment vit une personne à domicile.[...] je trouve que les médecins ne viennent pas nous demander des choses comme ça

---

Les internes de médecine générale pointent eux même la difficulté des médecins, lors de leur visite à domicile, à aller cherche l'information auprès des infirmiers...

Mathilde (ESI) : Dans le cas où vous vous trouvez devant un patient, qui est chez lui à domicile. Que vous n'avez pas les informations. Et qu'il est suivi par une infirmière. Dans ce cas là, est ce que vous prenez contact avec l'infirmière?..

Julien (IMG) : Je sais pas...

Agnès (IMG) : Ca, ça dépend des médecins

… tout comme à l'hôpital.

Julien (IMG) : [...] qui est ce qui lit dans les dossiers infirmiers, les pages que vous écrivez ? Ben je pense qu'il y a très peu de médecins [...] il y a comme même très peu de médecins qui prennent la démarche...

3.2 : Des bénéfices pour les soins

3.2.1: L'analyse clinique

Les étudiants infirmiers pointent la différence d'attitude entre les deux catégories d'étudiants même si la complémentarité n'est pas soulignée. D'après certains ESI, la démarche clinique du médecin est plus académique que pratique. Elles soulignent leur propre capacité à l'analyse clinique.

Mathilde (ESI) : Moi j'ai surtout remarqué, que dans notre groupe, le groupe médecin est tout de suite parti sur l'analyse, sur comment remédier au problème, alors que nous, on était dans le pratique. Enfin nous infirmiers.
Je sais pas, il y avait une question d'hydratation, le groupe médecin, c'était tout de suite mise en place d'une perfusion, c'était tout de suite techniqué : perfusion, on fait un bilan, on fait ceci cela. Nous le premier truc qu'on s'est dit, c'est est ce qu'elle boit cette patiente ? On ne pourrait pas savoir combien de litre d'eau elle boit ?

Nadia (ESI) : Est ce qu'elle est toute seule, qui elle était ?

Mathilde (ESI) : Qui savait combien elle avait d'apports ? Donc nous c'était du pratique, parce que c'est ce qu'on fait tous les jours. On surveille que les patients boivent bien, et on va pas tout de suite penser au pire : on va la mettre sous perf et...

Les étudiants pointent l'intérêt d'une rencontre au lit du malade. Le pansement est exemplaire de l'intérêt de telles rencontres qui permettent une réevaluation clinique conjointe de la plaie.

Julien (IMG) **: Pour tomber au moment où elle fait ses soins[...]** c'est clair que j'pense qu'il y a pas beaucoup de médecins qui sont vraiment à l'aise avec les pansements, les différents pansements, les différents temps du traitement de la maladie ulcéreuse. Et je pense que là, c'est un truc où vous avez énormément à nous apprendre. Parce que là ce sont des trucs qu'on sait pas faire. [...] Et j'pense que quand tu te balades à domicile, le médecin il ira jamais déballer un pansement d'ulcère, parce qu'il est pas capable de le refaire.

Le séminaire permet d'organiser une réflexion commune entre les étudiants en médecine et les étudiants en soin infirmiers dont on perçoit qu'elle leur ouvre des horizons sur le plan collaboratif même si cela est décrit comme « hors pratique ».

Christelle (ESI) : en pratique, on va parler des problèmes qu'il y a là. Mais là c'est vrai, on analyse vraiment la situation tous ensembles. Donc c'est différent. C'est encore une approche différente de la pratique. [...]
ça servirait vraiment dans la réflexion sur le patient. Parce que du coup, on réfléchirait ensemble plutôt que de réfléchir chacun de son coté. Là ça nous apprendrait vraiment à réfléchir ensemble, analyser la problématique du patient ensemble.

3.2.2 : Les soins

Les IMG identifient des complémentarités possibles lors des soins en particulier sur la gestion des pansements

Emilie (IMG) : C'était sur le patient et c'était intéressant d'avoir leur [les ESI] point de vue, d'un point de vue finalement technique en fait. C'était ça qui était intéressant.

Arnaud (IMG) : [...] la gestion, par exemple, des pansements et des choses comme ça... Elles ont, un sens, une connaissance pratique qu'on a pas, qu'on a moins en tous cas

Hadji (IMG) : Nous, je pense qu'on peut apporter quelque chose, parce qu'un ulcère, ça peut être artériel, veineux, ceci cela. Et vérifier qu'il n'y a pas d'erreur dans le traitement. Mais au niveau du pansement pur, c'est clair qu'au niveau du profil évolutif et tout ça, c'est clair que vous avez quelque chose à apporter, et vous pouvez être plus indépendant à ce niveau là.

A ce sujet, certaines ESI trouvent incohérent le fait qu'elles n'aient pas la possibilité de réaliser une prescription initiale de pansements

Nadia, Sandie (ESI) : Pour rebondir un peu sur les pansements. Je sais pas si vous vous souvenez pendant le séminaire, vous croyiez que nous on pouvait prescrire justement le matériel utile pour faire les pansements. Sauf que nous, on peut renouveler le matériel, mais à la base, c'est vous qui faites les prescriptions.
Là où il y a l'incohérence, c'est que vous comptez sur nous pour, par exemple les pansements, par ce que apparemment, on a plus de connaissances par rapport à ça...
Julien (IMG) : C'est pas pour la prescription, c'est pour justement...
Nadia, Sandie (ESI) : savoir ce qu'il faut mettre
Oui mais... Non, justement, c'est vous qui prescrivez. Donc c'est un peu incohérent...

Comme cela était le cas pour l'évaluation clinique, le temps de rencontre au lit du patient est identifié comme un facteur d'amélioration des processus thérapeutiques qui peut aboutir à une sorte de « prescription conjointe »

> *Hadji (IMG)* : j'avais déjà fait mon stage chez le prat, et au cours des visites, c'est vrai qu'on avait pas mal d'informations, au niveau du maintien à domicile, par les infirmières, pour justement adapter nos prescriptions au besoin du patient. C'était plus facile quand les infirmières étaient là pour bien adapter le traitement, en fait.

3.3 Identification des difficultés du travail interprofessionnel

Les étudiants ont identifié des facteurs qui compliquent le travail collaboratif.

L'organisation des visites à domicile, inhérente à chaque praticien, donne peu d'occasion de se rencontrer en ville afin de faire un travail centré sur le patient.

> *Marise (IMG)* : [...]il y a un problème d'organisation, parce que le praticien qui fait ses visites à domicile, en général, c'est sur un créneau horaire très limité dans sa journée. Il a ses consultations qui reprennent à telle heure avec... enfin bon, c'est toute une organisation, chacun à la sienne. Et la notre aussi est assez minutée. Et du coup, je pense qu'on a pas le temps quand on est sur place chez le patient d'essayer de contacter l'infirmière qui effectivement après a ses horaires aussi et son déroulement de journée. Et donc il y a ce problème là.

4 : enrichir les compétences des autres étudiants

Les ESI ont réalisé qu'ils pouvaient apporter beaucoup de choses aux IMG

> *Nadia (ESI)* : ... parce qu'on était persuadés que vous aviez beaucoup plus de connaissance que nous, et en fait, on a constaté qu'on vous apportait beaucoup de choses

> *Celine (IMG)* : L'intérêt, je trouve, c'est d'échanger plus nos savoir faire, ou à leur montrer nos limites, sur l'histoire des pansements, des prescriptions là où on est mauvais..

5 : Organiser et compléter ses connaissances

Le séminaire a permis aux étudiants de réorganiser des connaissances préalables, notamment celles liées à l'exposition en stage.

> *Yves (IMG)* : ben c'est à dire que en fait, j'avais des information parcellaires de part les stages, c'est à dire on sait qu'il faut faire ça, qu'il y a des demandes, qu'il y a l'EHPAD, qu'il y peut y avoir l'APA... Enfin il y a tout un tas de choses qui étaient un peu parcellaires. Là ça m'a comme même un peu aidé à remettre en place les différentes possibilités. Moi ça m'éclaircissait un petit peu.

Certains aspects de l'interprofessionalité n'ont pas été identifiés en stage et le séminaire a pu les remettre en perspective. Ainsi, un étudiant déplore de n'avoir pas beaucoup d'exemples concrets de coopération formalisée infirmière – médecin lors de son stage chez le généraliste.

> *Julien (IMG)* : Sur les 6 mois, j'ai du voir... Parce que dans les 3 prat[iciens] je faisais des visites à domicile, et il y en avait un notamment qui dédiait toute une matinée à ses visites. J'ai donc vu ses visites sur la matinée... Et peut être une fois sur les 6 mois, j'ai du voir une infirmière. Ca reste relativement peu, et je n'ai pas vu du tout d'interaction médecin infirmier en libéral.[...] Après j'ai jamais rencontré de médecins qui avaient de patients en HAD

Il existe de nombreuses opportunités préalables d'interactions entre les ESI et les étudiants en médecine qui se côtoient régulièrement en stage. Néanmoins ces stages se déroulent dans un contexte qui ne correspond pas (du moins du point de vue des futurs généralistes) aux futures réalités professionnelles le séminaire a permis cette projection professionnelle.

> *Marise (IMG)* : Moi je pense que c'est finalement bien de le faire là, parce que la vision de l'infirmière, on l'a que sur le versant hospitalier. Et là on s'est rencontré sur un débat autre qui était dans un autre contexte

6 : Autres bénéfices

6.1 : Un rôle facilitateur pour une collaboration future

La rencontre interprofessionnelle lors de la formation médicale initiale est décrite par certains étudiants comme un probable facteur de facilitation d'une collaboration future en créant du lien.

> *Laura (IMG)* : Mais l'avantage de le faire sur la dernière année, de faire se rencontrer, c'est juste de mettre une tête, peut être plus tard sur la personne...de penser à aller rencontrer les infirmières en se disant : « si ça se trouve, je la connais déjà » c'est vrai que c'est plus facile... Avec les médecins, c'est pareil : quand tu as fait ton internat à un endroit puis tu vas t'installer ailleurs, c'est toujours plus difficile parce que tu connais pas tes confrères et tout ça... ben c'est un peu le même principe avec les infirmières. Si on ne s'est pas rencontré. Le fait de se croiser, je pense que ça peut faciliter le contact.

B/ L'organisation du séminaire

1 : La sélection des étudiants

La sélection des étudiants ayant pu expérimenter le maintien à domicile en stage pratique a paru faciliter l'échange interprofessionnel.

> *Mathilde (ESI)* : Sinon je voulais rajouter par rapport à l'organisation *[du séminaire]*, on a été sélectionnés, [...], parce que on a validé *[le module]* les personnes agées, et parce que des fois on avait fait des stages en libéral, d'où les informations que nous avons put apporter, parce qu'on l'avait vécu.

2 : Le cas clinique

2.1 : La pertinence du cas clinique

Le cas clinique qui a servi de support aux échanges entre les étudiants infirmiers et les internes en médecine a été jugé comme un bon reflet de la réalité par ces derniers

> *Arnaud (IMG)* : Je pense qu'elle *[le cas clinique]* correspond à la réalité pratique

2.2 : L'organisation en « cas médecin » et en « cas infirmier »

2.2.1 : *Malaise sur les informations différentes*

Cependant, l'organisation du cas clinique en 2 cas clinique représentant la vision du médecin, confrontée à la vision de l'infirmier, semble avoir crée un malaise qui a surtout été exprimé par les internes de médecine générale. Ils ont ressenti une tension et un clivage qui s'est crée entre eux et les étudiants ne soins infirmiers.

Anais (IMG) :. En plus on pensait qu'on avait les mêmes cas.

Emilie (IMG) : C'est pas la vision, c'est la fait qu'on ait des informations différentes de part et d'autre, en fait. Donc on crée une scission. C'est vexant de ne pas avoir les mêmes informations et de s'apercevoir, en fait, en cours de la lecture du texte qu'on a pas les mêmes informations l'un comme l'autre en fait.

Agnès (IMG) : Moi je crois que le fait qu'on communiquait pas dans le groupe venait du fait de la manière dont était construit le cour. Parce qu'on avait chacun des informations différentes déjà du coup, ça nous mettait déjà en opposition dès le départ. Alors que peut être si on avait tous eu la même situation, peut être que ça aurait été un vrai échange.

Certains étudiants estiment également que la formulation du cas clinique n'a pas favorisé la communication

Agnès (IMG) : J'pense vraiment que la façon dont c'était formulé, était pas faite pour nous aider à communiquer

2.2.2 : Regret d'un travail séparant initialement les étudiants

Les étudiants pensent, que le fait d'avoir travaillé de façon isolée dans un premier temps en groupes médecin et groupe infirmiers, n'a pas favorisé les échanges entre les groupes d'étudiants une fois qu'ils devaient discuter tous ensemble autour du cas clinique

Anais (IMG) : C'était difficile parce que nous, en fait, on avait travaillé chacun de notre coté, les médecins, on avait 10 minutes, et on ne savait pas trop ce qu'on devait faire, en plus, on avait parlé, mais on ne savait pas trop. Les infirmiers, pareil, ils ne savaient pas trop. Et en fin de compte, on disait « bon, ben voilà, vous vous mettez tous ensemble et puis vous en parlez » et on nous lâche comme ça, on ne sait pas de quoi on parle, de quoi on doit parler en particulier

3 : Le temps imparti

De l'avis général des étudiants interrogés, on note que le temps imparti pour le séminaire a été jugé court par les étudiants.

Les raisons de ce sentiment de la part des étudiants se distinguent sur deux axes :

3.1 : Ne permet pas d'approfondir le travail de groupe

Les étudiants on eu l'impression de ne pas avoir assez de temps pour exposer les questionnement que le cas clinique suscitait .

Laura (IMG) : je me demande si on aurait pas du avoir un cadre un peu plus succin sur lequel on réfléchit ensemble et après aborder les questions qui ressortent, chacun racontant son questionnement en fonction de ses connaissances médicales ou […]

Laura (IMG) : voilà. Je pense que c'était un peu dense[…]

3.2 : Ne laisse pas de temps pour la discussion

Ils ont eu de ce fait le sentiment que le temps dont ils auraient eu besoin s'est révélé être trop court

> *Mehdi (IMG)* : Je pense que, l'autre problème, c'est que le temps imparti à la discussion était trop court.

Ce sentiment a été renforcé par les interventions de tuteurs qui faisaient passer les étudiants sur d'autres sujets assez vite...

> *Medhi (IMG)* : La discussion a été relativement courte [...] les tuteurs accéléraient le mouvement

... d'autant plus que la discussion entre les étudiants a été parasité par quelques conflits qui ont émergé entre eux...

> *Marise (IMG)* : ... Par contre, quand on n'était pas d'accord, effectivement, chacun campait un peu sur ses positions, et là c'était un peu brouhaha. Et, il n'y avait pas d'échange à ce moment là.

... alors que une fois les conflits finis, les étudiants n'ont pas pu profiter du calme dans les échanges pour approfondir le travail.

> *Medhi (IMG)* : dès qu'on commençait à avoir une discussion un petit plus posée, qu'on a fini les petites querelles, qu'on passe à la question suivante

4 : L'intervention des experts

Elle a été jugée assez longue et pas toujours adapté aux problématiques des étudiants.

> *Mehdi (IMG)* : le débriefing [..] était aussi très long, et [...] n'était pas forcément adapté...

Ils ont le sentiment de recevoir un flots d'information trop important pour pouvoir être intégré...

> *Marise (IMG)* : [..] c'est trop vaste pour une même journée, pour intégrer.

... cela aboutit a un manque de pertinence dans les information délivrées par les experts. Certains étudiants souhaiteraient des informations plus spécifiques.

> *Hadji (IMG)* : C'est que c'est vaste.[...] il y a beaucoup de choses sur lesquelles on aimerait avoir des informations spécifiques et on les a pas forcément. Là, c'était toujours trop court, et c'est compliqué à organiser.

C'est pourquoi l'intervention des experts devrait se faire dans une second temps, bien distinct du travail et de la discussion autour du cas clinique

> *Marise (IMG)* : Il faudrait peut être dissocier la partie discussion et la partie information : une journée discuter, comme ça on peut échanger les informations, et après tout ça décante ; et après on se revoit à un autre moment pour avoir les réelles informations. Plutôt que de tout faire comme ça.

5 : L'organisation « logistique »

5.1 : La communication autour du contenu

Les étudiants notent avoir été assez mal préparés sur le contenu et les objectifs du séminaire. Ils mettent en évidence une communication autour du séminaire insuffisante qui ne leur a pas permis de se projeter dans un travail collaboratif.

Medhi (IMG) : On ne nous a pas énoncé, on ne nous a pas expliqué où on voulait en venir. On a été pris un petit peu au dépourvu.

Laura (IMG) : [...] En fait, ça ne nous a pas été assez présenté

Sandie (ESI) : C'est ça, c'est qu'ils ne nous avaient pas vraiment préparés. Ils nous avaient pas préparés à ce travail on savait pas vraiment où on allait. Donc il y a peut être aussi ça qui a fait qu'on a eu du mal à bien travailler sur ce cas ensemble.

Les étudiants insistent sur le fait qu'ils n'ont pas été informés de la nature du travail sur cas clinique. C'est-à-dire la séparation en un cas médecin et un cas infirmier.

Anais (IMG) : Je pense que les consignes n'étaient pas bien établies sur le fait que eux, ils travaillaient sur leur vision à eux

Sandie (ESI) : mais ils auraient peut être pu nous donner la situation avant, en fait. Non ? Parce qu'on savait dès le départ. Dès le départ on savait pas trop comment ça allait se passer.[...] Et du coup, voilà, on s'est retrouvé à devoir... On nous a donné la feuille... Bon oui, qu'est ce qu'on fait de cette feuille ? Vous de votre coté pareil. On était pas vraiment préparé à ce qui allait se passer non plus...

5.2 : l'organisation des salles

5.2.1 : De nouveaux locaux

Les étudiants expriment avoir été perturbés par le déroulement du séminaire dans un lieu différent des celui où ils on l'habitude de travailler.

Medhi (IMG) : ... en découvrant une classe différente de la classe où on travaille habituellement

Ils ont ainsi été mis en difficulté par un fléchage des salles qu'ils on jugé insuffisant. Cela leur a donné un sentiment de manque de préparation.

Laura (IMG) : déjà on cherchait les classes, on cherchait où on devait se positionner, comment les groupes allaient se faire etc... Si on allait mettre les médecins ensemble ou pas. [...]

Medhi (IMG) : ...ça a mis du temps à se mettre en place.

5.2.2 : Le positionnement à l'intérieur des salles

Les étudiants mentionnent un positionnement dans les salles sur un mode d'opposition géographique, qui semble avoir majoré l'opposition entre les étudiants de médecine et les étudiants infirmiers.

Yasmine (ESI) : par contre en fait nous... La façon dont ça s'est passé, ca a peut être fait que ça marchait pas parce qu'au départ, on était vraiment divisé, médecins et infirmières de l'autre coté,

Marise (IMG) : moi aussi je confirme que déjà d'emblée, sur le plan de l'espace, de l'occupation de l'espace, on nous avait divisé, déjà en 2 camps.

Ce positionnement fait spontanément au grès des habitudes de fréquentation des étudiants

---

Sandie (ESI) : c'est vrai pour l'utilisation de l'espace, aussi, nous on se connaît tous dans notre promotion. Alors je sais pas si vous après... nous ça fait 3 ans qu'on est tous tout le temps ensemble, dons on était arrivé avant vous, vous étiez tous un peu en retard, alors on s'est toutes, comme on le fait là, agglutinées toutes ensemble, parce que voilà on se connaît et ça facilite aussi.

Une étudiante suggère qu'un placement imposé, mélangeant les étudiants médecins et infirmiers, aurait put favoriser les échanges entre les étudiants et améliorer la qualité du débat.

Yasmine (ESI) : [...] avec donc forcément pas les mêmes informations. Peut être que si on avait été mélangés dès le départ, on aurait put demander directement au médecin qui avait les autres informations nécessaires directement. Et donc, ça aurait favorisé, certainement, le débat et l'échange.

5.3 : Logistique longue à mettre en oeuvre pour le temps du séminaire

Mehdi (IMG) : en plus ça concernait Le temps qu'on distribue toutes les copies, que tout le monde soit là. Enfin, ça a mis beaucoup de temps à se mettre en place.

De ce fait, les étudiants ont eu le sentiment que l'organisation du sentiment était hésitante. Ils estiment qu'il doit avoir de nouvelles choses à mettre en place.

Laura (IMG) : En fait, on sentait que c'était la première fois, on sentait que c'était le premier cours qui était fait, et qu'il y avait encore des choses qui devaient se mettre en place par rapport au déroulement du cours.

Ils notent que les feuilles d'évaluation ont été données au dernier moment, et ont été remplies, de ce fait, rapidement.

Laura (IMG) : Même par rapport aux feuilles d'évaluation et tout ça, moi je sais que sur la fin, ça nous a été donné rapidement. On n'a pas put remplir... Enfin, moi je sais que j'ai pas... que j'ai rempli vite, et je pense que c'est un biais.

6 : Un débriefing manquant

Un étudiant exprime qu'il est nécessaire de faire un débriefing pour faire passer certaines informations ressortant du travail de groupe

> *Yves (IMG)* : faire un débriefing entre les gens d'un groupe, parce que je pense qu'il y aurait des informations à faire passer [...]

Cela serait intéressant notamment pour les étudiants chez qui le séminaire interprofessionnel a été mal vécu.

> *Nadia (ESI)* : Le problème, c'est que la plupart des groupes, ça s'est pas forcément bien passé, pour te dire juste : « Ca s'est pas bien passé »
> *Mathilde (ESI)* : Non, mais il y a eu d'autre ressentis, on en a parlé entre nous
> Nadia (ESI) : Oui, mais je pense qu'ils sont restés sur leurs positions de : « oui, mais enfin, tu vois... »

C/ Les limites de la formation

1 : Le sentiment de manque de communication entre les étudiants

Certains étudiants ont eu l'impression qu'il n'y a pas eu suffisamment de communication entre les étudiants.

> *Arnaud (IMG)* : Moi j'avais le souvenir qu'en fait il y avait... L'idée c'est que le séminaire... la session devait être interactive te j'ai pas trop eu ce sentiment là en fait. C'est à dire que j'ai pas l'impression d'avoir trop suffisamment échangé [...] Mais j'ai pas eu le sentiment que l'objectif, qui était d'avoir quelque chose d'interactif avec des échanges, justement, entre les différents corps de métier entre guillemets était vraiment... vraiment atteint, alors que je pense que l'idée est vraiment essentielle

Les étudiants émettent des hypothèses pour expliquer ce constat tel que :

1.1 : La personnalité des étudiants

Certains étudiants ont une personnalité qui n'est pas favorable pour les échanges et la communication. Ils illustrent cette idée par les exemples suivants :

- Présence de personnalités timides n'osant pas prendre la parole lors d'un travail de groupe,

> *Arnaud (IMG)* : Enfin voilà, je ne sais pas si c'est lié aux personnes qui étaient présentes, parce que c'est pas toujours facile de prendre la parole en public...

- Présence de personnalité ayant plus tendance à provoquer les conflits.

> *Laura   (IMG)* : Si il y a des susceptibilités, probablement d'un coté, je pense qu'elles son assez facilement provoquées !

1.2 : Intérêts interpersonnels dans la communication interprofessionnelle

Les internes de médecine générale évoquent certaines personnalités qui expriment un manque d'intérêt au travail des autres soignants. Cela s'observe aussi bien lors d'un travail autour d'un cas clinique, que lors de la pratique.

> *Arnaud (IMG)* : Je pense vraiment que ça marche comme ça. [...]que ça se voit très tôt, dès l'externat des gens qui considèrent que, probablement, ce qu'ils font est mieux !

A l'opposé certaines personnalités sont plus ouvertes autre autres et à leur travail. Ces derniers ont généralement un bon relationnel lors de leur pratique.

> *Céline (IMG)* : [...] On respecte le travail des uns et des autres, ça se passe bien, on ne se prend pas de haut. Et même dans les stages où je suis passée..[...] les infirmières, ou en générale dans les services, ça se passe bien.

Ainsi, certains internes de médecine générale ont le sentiment, que grâce à ce type de formation, leur génération sera plus ouverte aux échanges.

> *Marise (IMG)* : c'est peut être bien de penser la formation justement comme ça, en coordination avec les infirmières, parce que notre génération [...] on sera peut être justement plus ouverts, que... peut être actuellement.

1.3 Manque d'expérience

Un des participant évoque comme cause du manque de communication un manque d'expérience aussi bien de la part des internes de médecine générale que de la part des étudiants en soins infirmiers.

> *Arnaud (IMG)* : à notre manque d'expérience et à leur manque d'expérience, peut être aussi, parce que... Est ce qu'un stage libéral ?... C'est des stage de 2 mois je crois qu'elle font ? Je sais pas est ce que c'est suffisant...

2 : les conflits

Les étudiant (IMG) ont surtout noté certains conflits lors des échanges avec les ESI

2.1 : Trouble liés au cas clinique

Certains ESI n'ont pas admis que le médecin passe à coté d'éléments concernant leur patient, car ils ne projettaient pas avoir un cas clinique différent du cas clinique médecin

> *Laura (IMG)* : [...] ils étaient remonté que le médecin n'ait pas vu ceux que eux avaient vu dans leur cas.

2.2 : Influence des tuteurs

Les étudiants ont ressenti un clivage entre les tuteurs médecin et infirmier, au sein des groupes

Marise (IMG) : au niveau des animateurs ! Là déjà, il y avait comme un clivage, et puis même entre l'animateur médecin et l'animateur infirmier j'ai pas trouvé qu'il y ait de communication d'entente. C'était aussi un peu brouillon, de leur coté aussi

Les étudiants en soins infirmiers rapportent que certains animateurs infirmiers poussent les étudiants vers la confrontation

Marie (ESI) : Notre animatrice nous poussait à montrer qu'on avait des connaissances et inversement par rapport au médecins. Enfin c'était plus médecins contre infirmiers pour montrer aux médecins qu'on avait des connaissances

Ce ressenti s'est également partagé chez les internes de médecine générale.

Laura (IMG) : La cadre infirmière donnait cette sensation là. [...] la cadre infirmière qui sentait le besoin de se justifier quand nous on sortait des demandes vis à vis de la prise en charge etc...[...] en fait c'est la cadre qui se sentait un peu en porte à faux par rapport à ça. Plus que les étudiantes

Les internes de médecine générale trouvent que les tuteurs médecins et infirmiers perturbaient les échanges entre les étudiants

Laura (IMG) : Moi je trouve que cette tension venait plutôt des médecins (formateurs) et des infirmières (formatrices)

> *Mehdi (IMG)* : Je trouvais que le tuteurs à la fois médecin et cadre infirmière, critiquaient beaucoup les prises en charge... Les prises en charge médicales et les prises en charge infirmières

2.3 : ESI ayant peu ou pas d'expérience en libéral

Les internes de médecine générale évoquent des difficultés liées à la présence d'étudiants en soins infirmiers ayant peu ou pas d'expérience en libéral.

> *Mehdi (IMG)* : le problème c'est que c'était aussi des étudiantes qui n'avaient pas fait de stage libéral, donc on avait un point de vue... Elles avaient un point de vue hospitalier sur la question...

De ce fait, certains se posent la question de la durée de leur stage en milieu ville.

> *Arnaud (IMG)* : Est ce qu'un stage libéral ?... C'est des stage de 2 mois je crois qu'elle font ? Je ne sais pas, est ce que c'est suffisant...

Ils évoquent ainsi la possibilité de la présence d'étudiant n'ayant pas fait de stage en libéral. Ceux là auraient été identifiés comme plus agressifs par les internes de médecine générale.

> *Anais (IMG)* : Moi dans mon groupe, j'ai vraiment eu l'impression que l'agressivité venait de ceux qui n'avaient pas fait de libéral [...] Et a la fin du truc, ils étaient complètement enfermés dans leur truc, ils étaient énervés, et il n'y a pas eu de collaboration.

Ces derniers garderaient une vision de médecins hospitaliers qui est différente de celle du médecin libéral...

> *Anais (IMG)* : ceux qui n'avaient pas fait de libéral ne se rendaient pas compte de ce que c'était. Je pense que c'est complètement différent de l'hôpital. Ils ne font pas du tout le même travail [...] Enfin, c'est un peu terrible comme débat, parce que ils seraient passés en libéral, je pense qu'il n y aurait pas eu toute cette histoire là !

... ils demandent ainsi de prescription plus précises et plus claire de la part du médecin...

> *Anais (IMG)* : ceux qui n'avaient pas fait de libéral parce que ce qu'ils avaient dans la tête que tout ce qu'ils devaient faire devait être prescrit bien.

Ils ont également le sentiment le médecin n'est pas à leur écoute...

> *Anais (IMG)* : Les gens qui n'avaient pas fait de libéral, ils se disaient : « De toute façons les médecins, il s'occupent pas de ce qu'on dit, ils regardent pas machin... ».

2.4 : Notion « d'opposition historique » entre les médecins et les infirmiers.

Les internes de médecine générale ont le sentiment qu'il existerait une opposition historique entre les médecins et les infirmiers. Cette opposition aurait resurgi à l'occasion du séminaire.

Laura (IMG) : et pour essayer de balayer tout ce coté historique, où, ben l'infirmière fait tout ce que le médecine dit et n'a pas à ouvrir sa... n'a rien à dire. Alors que... voilà, c'est vraiment des fois ce qu'elle ont l'impression

Arnaud (IMG) : Et aussi ce que parfois on leur reproche [...] à qui on lui a sous entendu deux fois, alors que le médecin ne faisait pas son boulot.

Anais (IMG) : On s'était perdu dans une opposition à un moment... Ca a été aux tuteurs d'intervenir pour dire : « bon là on ne parle plus du cas » On se disputait pour des querelles médecins infirmiers, et c'était du tout le but du truc

2.5 : Hiérarchie entre les médecins et les infirmiers

Les internes ont également l'impression que la hiérarchie, qui existe entre les médecins et les infirmiers à l'hôpital, représente un obstacle à une bonne communication à l'occasion du séminaire interprofessionnel.

Laura (IMG) : [...] Donc on arrête d'avoir le truc de hiérarchie, on participe au même cours, on a les mêmes données, les mêmes informations et les mêmes profs. [...]

Emilie (IMG) : Justement sur cette histoire de hiérarchie, il y a peut un malaise là dessus aussi [...]

2.6 : Les ESI ont le sentiment que les médecins ne sont pas suffisamment à leur écoute.

Yves (IMG) : les informations convergent un peu vers nous, on est sensé avoir la vision globale et on n'écoutait pas toujours.[...] j'ai bien pris acte que effectivement, apparement on ne écoutait pas assez, çà ca a été clair.

3 : Un sentiment de travail inachevé

Les internes de médecine générale ont le sentiment que la formation interprofessionnelles ne leur a pas apporté toutes les compétences qu'il escomptaient acquérir au cours d'un tel séminaire. Ils attendent essentiellement des éléments pratiques et concrets.

> *Céline (IMG)* : Mais en soi, le séminaire, j'pense que ça a pas apporté grand chose [...] Je m'attendais à quelque chose de très pratique finalement dans ce séminaire
>
> *Arnaud (IMG)* : [...] On attend beaucoup de choses pratiques de choses concrètes

Un étudiant semble douter des doutes sur l'efficacité d'une seule formation interprofessionnelle au cours du cursus, sur les aptitudes des étudiants travailler en interprofessionalité...

> *Julien (IMG)* : Mais c'est pour ça, je dis que je suis incapable de répondre sur une fois, une expérience comme ça [le séminaire] épisodique au cours de la formation. Parce que c'est vachement difficile de dire si au long cours ça sera bénéfique ou pas. Je pense que ce ne sera pas néfaste en tous cas.

...d'autant plus que d'autres étudiants sont demandeurs de répéter ce type d'expérience régulièrement.

> *Sandie (ESI)* : Je pense que ça peut être bon, du moment que ça apporte de choses à chacun, et que ça reste pas une fois comme çà, parce que c'est une première expérience. Mais que ce soit reproduit régulièrement et pas que une fois dans la troisième année...

... en travaillant sur d'autres thèmes

Hadji (IMG) : Après ce sera à améliorer, ou trouver d'autres thèmes où reproduire [l'expérience]

Marise (IMG) : Je pensais aussi sur le thème... Nous on a un thème sur les gestes pratiques. Alors il y a des choses qui vont pas vous concerner [les IDE], mais il y en a d'autre qui pourraient être intéressants de faire ensemble : poser une perfusion, parce que certains, ca fait longtemps qu'ils n'en ont pas posé, faire des pansements, pourquoi pas, ca peut être intéressant aussi pour nous. Enfin, je sais pas ce que vous en pensez

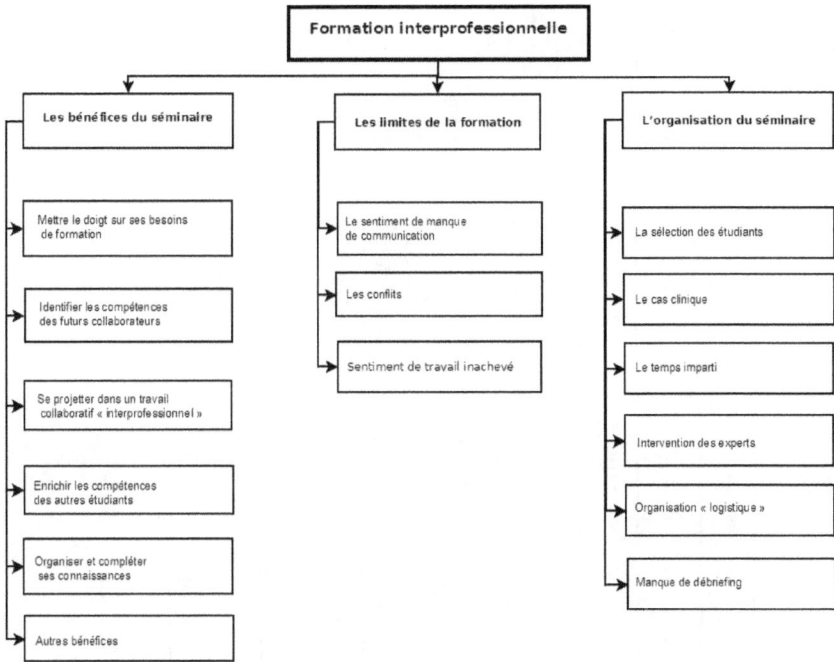

```
                    ┌─────────────────────────────────┐
                    │  Formation interprofessionnelle │
                    └─────────────────────────────────┘
```

Les bénéfices du séminaire	Les limites de la formation	L'organisation du séminaire
Mettre le doigt sur ses besoins de formation	Le sentiment de manque de communication	La sélection des étudiants
Identifier les compétences des futurs collaborateurs	Les conflits	Le cas clinique
Se projetter dans un travail collaboratif « interprofessionnel »	Sentiment de travail inachevé	Le temps imparti
Enrichir les compétences des autres étudiants		Intervention des experts
Organiser et compléter ses connaissances		Organisation « logistique »
Autres bénéfices		Manque de débnefing

Organigramme n°1

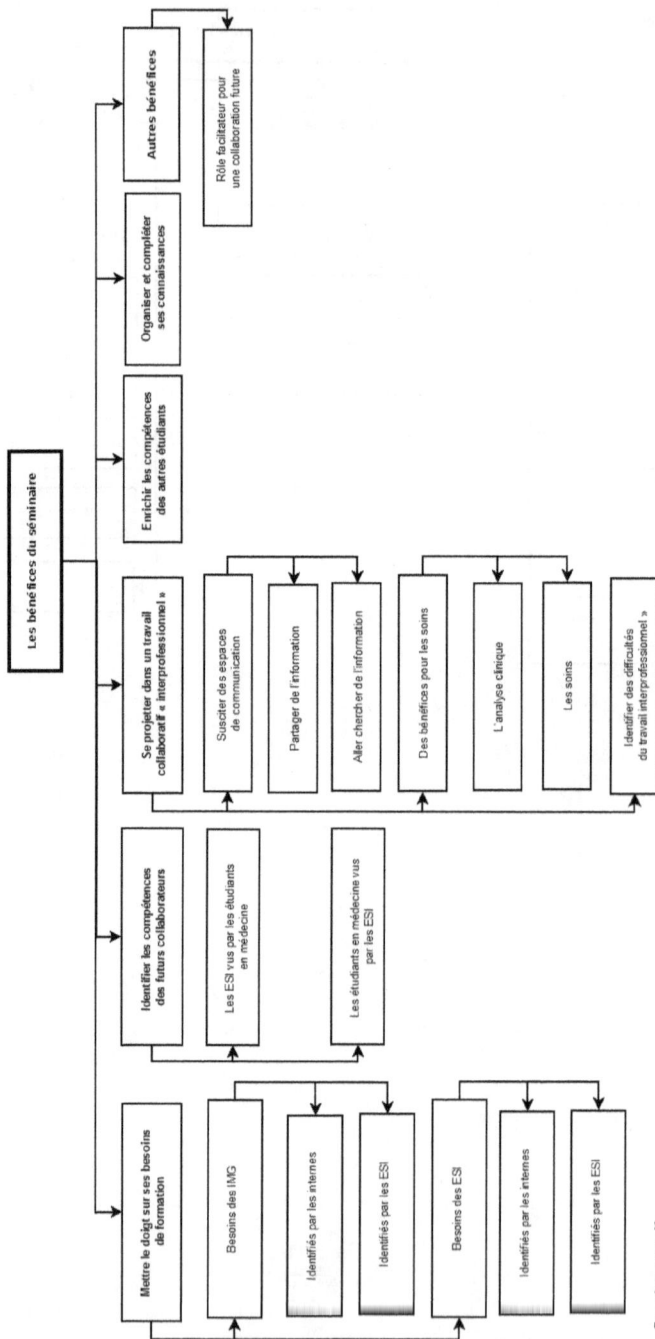

Les bénéfices du séminaire

- **Mettre le doigt sur ses besoins de formation**
  - Besoins des IMG
    - Identifiés par les internes
    - Identifiés par les ESI
  - Besoins des ESI
    - Identifiés par les internes
    - Identifiés par les ESI
- **Identifier les compétences des futurs collaborateurs**
  - Les ESI vus par les étudiants en médecine
  - Les étudiants en médecine vus par les ESI
- **Se projeter dans un travail collaboratif « interprofessionnel »**
  - Susciter des espaces de communication
    - Partager de l'information
    - Aller chercher de l'information
  - Des bénéfices pour les soins
    - L'analyse clinique
    - Les soins
  - Identifier des difficultés du travail interprofessionnel »
- **Enrichir les compétences des autres étudiants**
- **Organiser et compléter ses connaissances**
- **Autres bénéfices**
  - Rôle facilitateur pour une collaboration future

Organigramme n°2

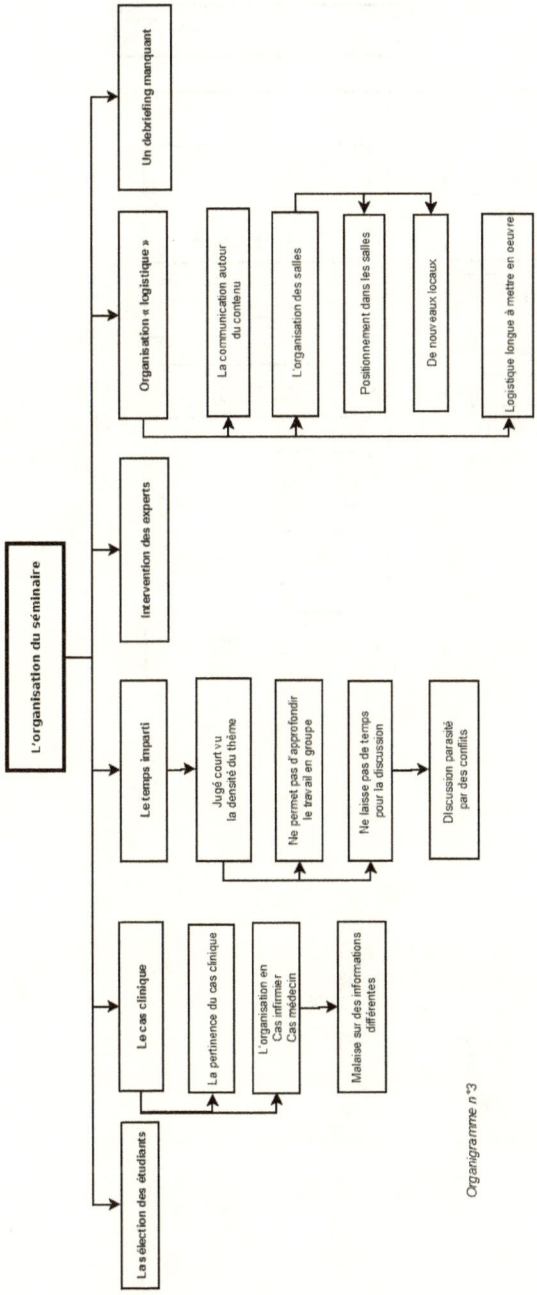

L'organisation du séminaire

- Les élection des étudiants
- Le cas clinique
  - La pertinence du cas clinique
  - L'organisation en Cas infirmier Cas médecin
  - Malaise sur des informations différentes
- Le temps imparti
  - Jugé court vu la densité du thème
  - Ne permet pas d'approfondir le travail en groupe
  - Ne laisse pas de temps pour la discussion
  - Discussion parasité par des conflits
- Intervention des experts
- Organisation « logistique »
  - La communication autour du contenu
  - L'organisation des salles
  - Positionnement dans les salles
  - De nouveaux locaux
  - Logistique longue à mettre en oeuvre
- Un debriefing manquant

Organigramme n°3

```
                          ┌─────────────────────────────┐
                          │   Limites de la formation   │
                          └─────────────────────────────┘
```

Sentiment de manque de communication	Conflits entre étudiants de professions différentes	Sentiment de travail inachevé

```
Personnalité des étudiants              troubles liés au cas clinique

Intérêts vis à vis de la collaboration   présence d'étudiants infirmiers n'ayant pas
interprofessionnelle                     fait de stage en libéral

Manque d'expérience des étudiants        Rôle parfois délétère des formateurs,
                                         tant du coté infirmier que médecin

                                         Evocation d'une opposition historique
                                         Médecin/infirmier

                                         Hiérarchie entre médecin et infirmier

                                         Sentiment des étudiants en soins infirmiers
                                         que les médecins ne sont pas suffisament
                                         à leur écoute
```

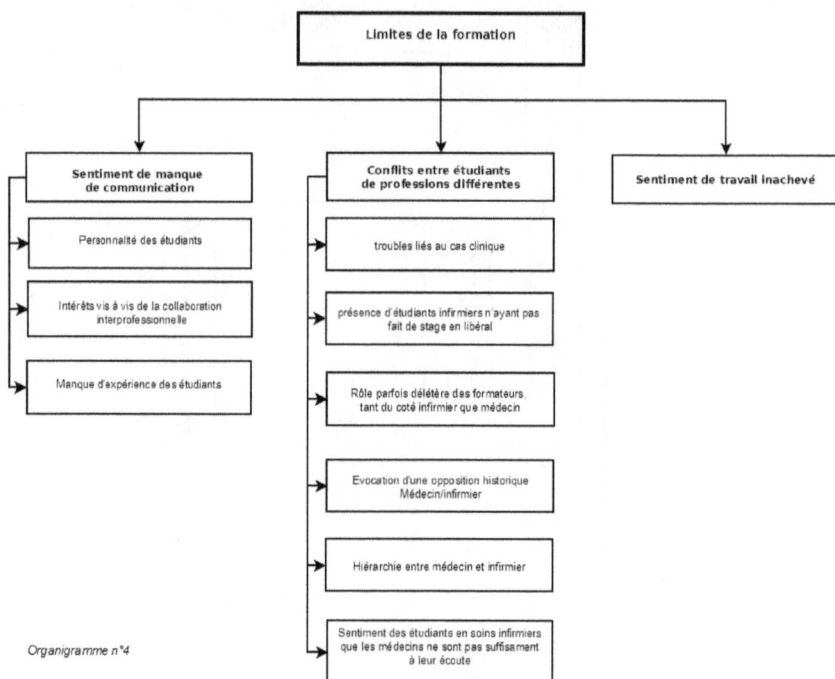

Organigramme n°4

IV. DISCUSSION

1° Principaux résultats :

La collaboration active entre le département universitaire de médecine générale et l'Institut de formation en soins infirmiers a abouti à un enseignement commun, autour d'une thématique impliquant activement chacune de ces deux professions. Elle a permis aux internes de médecine générale et aux étudiants en soins infirmiers de se rencontrer pour la première fois dans un contexte autre que les stages hospitaliers. Cette expérimentation leur a également permis de se placer dans un cadre extra hospitalier, auquel ils ne sont pas forcément habitués. Ils ont ainsi pu travailler ensemble autour d'un cas clinique sans l'habituel lien de subordination, tel qu'il existe à l'hôpital.

A / Performances des étudiants aux questionnaires

Concernant notre objectif principal, même si les résultats ne sont pas significatifs, la collaboration semble avoir permis aux internes de médecine générale de gagner en performance à l'issue du séminaire puisque leurs connaissances semblent évoluer plus favorablement dans le groupe intervention que dans les groupes témoins (Progression moyenne de 5,0 points chez les étudiants en groupe intervention contre 4,11 points chez les étudiants en groupe témoin).

Cette absence de différence significative peut être liée à la faible taille des échantillons lors de la comparaison. Presque la moitié des formulaires de groupes homogène n'ont pas pu être exploités, et l'échantillon d'internes en médecine générale n'est que de 36 personnes.

On peut aussi attribuer à cette absence de différence significative, à l'impact confondant de l'intervention des experts. Les questionnaires ont en effet été remplis après l'intervention de ces derniers.

L'amélioration des connaissances des étudiants est globalement bonne, comme le prouve l'amélioration significative des notes chez étudiants tous groupes confondus. Nous pouvons l'attribuer à la qualité du groupe d'intervenants en fin de formation, dont le choix s'est trouvé être judicieux pour la grande majorité des étudiants (98,79% chez les IMG et 97,22% chez les ESI).

Lors de l'analyse des questionnaires pré-test, nous constatons que les étudiants en soins infirmiers semblent avoir abordé ce séminaire avec plus de connaissances pratiques par rapport aux internes de médecine générale. Cela se confirme par leurs notes en pré test (moyenne de 23,17 chez les ESI contre 21,48 chez les IMG en groupe intervention et 21,92 chez les IMG en groupe témoin). Cette différence peut s'expliquer d'une part par le mode de sélection des ESI, comme elles le soulignent. Cependant il est également possible que ces derniers bénéficient une formation pratique plus poussée par rapport à celle des internes de médecine générale, comme l'évoquent ces derniers.

B / Représentations professionnelles

Concernant nos objectifs secondaires Nous pouvons noter les éléments suivants :

1 / Amélioration des représentations professionnelles.

Les représentations professionnelles des étudiants paraissent avoir favorablement évolué, dans le sens d'une collaboration et d'une complémentarité accrue.

Chaque catégorie d'étudiant reconnaît à priori son rôle dans la coordination des soins auprès du patient. L'évolution des représentations professionnelles démontre que les étudiants en médecine identifient en cours de séminaire le rôle de coordination des soins propres aux élèves infirmiers dont l'image de simple exécutant de la prescription recule.

Les étudiants se sont affirmés sur le champ de leurs compétences. Ils ont aussi pu mieux comprendre les compétences des autres de leurs co-soignants. Ils ont réalisé leurs différences de points de vue concernant les prises en charge devant une même situation.

La démarche clinique spécifique de l'infirmier et l'importance du dialogue interprofessionnel semblent émerger également. Le fait que les étudiants aient bénéficié d'informations différentes sur le cas clinique les obligeant à collaborer pour reconstituer la situation clinique dans son ensemble y a probablement joué un rôle.

La formation aura été bénéfique pour faire tomber les à priori, et les autres stéréotypes qui existent autour des différentes professions.

Ces résultats évoquent ceux des travaux de MAC-DONALD et coll. [1] qui montrent que une meilleure connaissance des compétences des autres soignants, au moyen d'une formation, améliore la prise en charge des patients.

L'étude de O'NEILL et coll. [2] montrait qu'une formation interprofessionnelle renforce l'identité professionnelle des participants et améliore la compréhension des autres professions.

L'étude de WESTBERG S.M. et coll. montrait que l'enseignement interprofessionnel réalisé chez les étudiants en deuxième année de pharmacie en collaboration avec des étudiants en médecine et des étudiants infirmiers apporte à ces étudiant en pharmacie une meilleure compréhension du rôle de chacun dans les soins. La méthodologie utilisait des cas cliniques complexes changeant d'une année à l'autre. [3]

Le séminaire a eu un grand impact chez les étudiants en soins infirmiers, dans le sens où leurs représentations ont évolué très positivement. Ils ont eu l'impression de se voir reconnus par les étudiants en médecine dans leur rôle de coordination et de ne plus être considérés uniquement comme des exécutants du plan de soin. Ils ont ainsi pu prendre conscience, à leur grande surprise, de l'apport de leur rôle auprès du médecin généraliste, et ont « pris confiance ».

Ces résultats s'inscrivent dans les travaux de MACDONALD M.B. et coll. qui évoquent que la connaissance des compétences des autres soignants permet de mieux délimiter son propre champ de compétences et ainsi renforcer sa propre identité professionnelle. [1]

La démarche clinique du médecin perd de son importance au profit de celle de l'infirmier ce qui là encore doit pouvoir être mis au crédit du cas clinique qui valorisait les informations cliniques perçues par les infirmiers libéraux. Sa proximité auprès du patient est mise en évidence dans le cas clinique et perçue par les étudiants en médecine.

Les étudiants en soins infirmiers mesurent mieux le rôle de chef d'orchestre du médecin généraliste dans l'organisation du maintien à domicile (rôle dont ils se dessaisissent au profit du médecin). Cet aspect est renforcé dans la question de la mise en place du maintien à domicile : Le repli de cette fonction pour l'infirmier diplômé d'état libéral qui parallèlement progresse pour le médecin évoque une prise de conscience du caractère partagé de cette responsabilité.
Cependant l'analyse qualitative ne fait pas ressortir cette information.

Le séminaire a également souligné les lacunes des internes en médecine générale, qui au travers du cas clinique ont pu se confronter à leurs difficultés vis-à-vis du maintien à domicile de la personne âgée. Ils se sentent parfois mal préparés à leur futur exercice. Ce sentiment s'explique par leur formation initiale presque exclusivement hospitalière et centrée sur la pathologie.

Ils ont envisagé les difficultés de la coopération interprofessionnelle en libéral, et la nécessité de libérer un temps spécifique pour celle-ci. Ils envisagent certaines solutions qui existent déjà comme les cabinets de groupe, ou les maisons de santé pluriprofessionnelle, ou encore d'organiser des déjeuners ou d'autre moment propices aux rencontres.

2 / Du point de vue de la collaboration

Besoins et avantages

Les étudiant infirmiers et les internes de médecine générale sont assez facilement d'accord pour estimer que la collaboration est nécessaire à la bonne prise en charge des patients âgés à domicile. Ils évoquent leurs différences de points de vue liées certainement à leur différence de temps passé auprès du patient, et à leur approche différente du patient.

Ils arrivent à mieux identifier les avantages de leur collaboration en termes de formation réciproque, et en termes d'amélioration de leurs pratiques autour de la personne âgée.

Les étudiants en soins infirmiers soulignent également la nécessaire implication du médecin, qu'ils jugent insuffisante. Ils espèrent ainsi être mieux écoutés par ces derniers, et demandent à être plus souvent consultés.
Ils estiment que des formations interprofessionnelles plus fréquentes diminueraient leur appréhension lorsqu'il s'agit de s'adresser au médecin.

<u>Difficultés</u>

Le séminaire a été l'occasion de faire prendre conscience aux étudiants que la collaboration n'est pas une chose facile, comme le rapportent les nombreux témoignages au sujet de conflits. Il leur a permis de réaliser que certaines situations pouvaient devenir difficiles, avec un dialogue qui peut se rompre. Cela a parfois conduit à une absence de communication ne permettant pas d'obtenir un consensus sur la prise en charge de leur patient.

Pour certains étudiants, il y a pu avoir des discussions de leur propre initiative permettant de trouver des pistes de résolution des conflits, mais celles-ci ont été rapportées en dehors du séminaire. Nous n'avons pas pu les explorer lors des entretiens, bien qu'elles aient été mentionnées.

L'étude de GOELEN et al. [4] montre également que la formation interprofessionnelle chez les étudiants apporte une amélioration des attitudes de chacun permettant la collaboration interprofessionnelle. Cette mesure s'est faite à partir de l'échelle de perception d'éducation interdisciplinaire (IPES) de LUECH et al. [5]

On remarque également que le cas clinique a été un moment de confrontation qui a pu mettre mal à l'aise les internes de médecin générale. On suppose que les étudiants en soins infirmiers ont pour certains partagés le même sentiment.

Cette confrontation semble avoir été mal vécue par les étudiants. Cependant nous avons le sentiment qu'elle constitue un moteur pour une remise en cause du savoir du médecin et qu'elle a suscité un nécessaire dialogue entre les étudiants.

Les étudiants gardent par ailleurs un sentiment de travail inachevé qui aurait nécessité une séance spéciale afin de désamorcer le conflit et renouer le dialogue là où il a été brisé.

C/ organisation du séminaire

Les étudiants expriment quelques déceptions qu'ils attribuent à l'organisation du séminaire.

Ils notent un flottement dans l'organisation des groupes qui a pu nuire au déroulement du séminaire.

Le placement dans les salles aurait favorisé un climat de confrontation délétère pour l'échange entre les étudiants.

Ils invoquent également un rôle délétère des tuteurs médecins et infirmiers qui semblaient, dans certains groupe, entretenir le climat de confrontation.

Peut être sera-t-il nécessaire, à l'avenir, organiser une formation de ces derniers.

Les étudiants sont demandeurs d'une séance de debriefing qui permettrait d'asseoir la communication entre les étudiants, mais également de gérer les conflits qui ont pu éclore dans certains groupes. Certains rapportent le cas d'étudiants chez qui le séminaire aurait pu avoir des effets contraire a ceux escomptés. Ces derniers, qui garderaient encore actuellement un mauvais vécu de l'expérimentation, ne sembleraient pas favorable a des échanges interprofessionnels dans le futur.

L'étude de S. LINDQVIST et col. évaluant un enseignement interprofessionnel entre étudiants en médecine, étudiants en soins infirmiers, étudiants masseurs kinésithérapeutes et étudiants sages femmes montre bien qu'un séance de débriefing « informelle » « offre une chance de donner une rétroaction dans un contexte différent de l'enseignement sur cas clinique ». [6]

il est dans ces termes nécessaire d'ouvrir un espace de discussion afin que les étudiant puissent échanger au sujet de leurs performances et de leurs limites.

Ainsi, une étude menée en Norvège montrait une grande satisfaction des étudiants sur la mise en place d'un débriefing utilisant un support vidéo. Cette étude concernait 4 étudiants en médecine en 5è et 6è année, 4 étudiants en soins infirmiers en 3ème année et 4 étudiant infirmiers en soins intensifs, et portait sur la sécurité du patient vis à vis des erreur médicales dans le circuit de soins. [7]

Malgré ces remarques, les étudiants restent satisfait par cette expérimentation et sont demandeur de renouveler un enseignement similaire.

2° Forces et limites de l'étude

A Taille et sélection de l'échantillon.

Les groupes intervention ont été constitués d'étudiants qui étaient en dernière année d'étude dans leur discipline respective. Cela permet d'obtenir des groupe ayant de meilleurs connaissances théoriques et pratiques permettant de mieux développer et évaluer le coté interprofessionnel de la formation. [8 – 9 – 10]

Cependant, notre échantillon est statistiquement faible, avec la participation de 36 internes de médecine générale et 36 étudiant en soins infirmiers dans le groupe intervention.

L'interprétation de l'amélioration des compétences devient alors difficilement extrapolable à l'ensemble des étudiants.

Le groupe témoin a regroupé des internes de médecine générale d'années d'étude différentes, ayant de connaissances et des expériences hétérogènes rendant les données difficilement interprétables.

Pour l'analyse qualitative, Les groupes ont été constitués au bon vouloir des étudiants suite à des requêtes réalisées par la voie du courrier électronique. Ce mode de selection et les deux seuls entretiens réalisés ne permettent pas d'arriver à saturation des données.

Ainsi, chez les étudiants en soins infirmiers, les participants aux entretiens n'étaient pas entrés en conflits avec les internes de médecine générale au cours du séminaire. Nous n'avons dans ces condition pas put recueillir les avis des étudiants en soins infirmiers qui ont eu un « mauvais vécu » de la formation.

Il fut également impossible de constituer un groupe comportant exclusivement des étudiants en soins infirmiers.

On peut estimer que compte tenu des rapports de hiérarchie existant entre les étudiants en soins infirmiers, le recueil du témoignage des étudiants en soins infirmiers étudiants en soins infirmiers dans un focus group comprenant des internes en médecine générale n'a certainement pas permis de laisser toute la liberté d'expression des étudiants en soins infirmiers sans qu'ils ne se sentent jugés par les internes en médecine générale.

L'idée que les tuteurs auraient pu avoir une influence négative sur les échanges aurait pu nous conduire à la réalisation d'un entretien de groupe avec les enseignants mais cela n'a pu être organisé.

B. Déroulement du séminaire

L'emploi de cas cliniques est maintenant reconnu comme étant la meilleure approche pour l'enseignement et la préparation à des situations réelles [1 – 11] . Nos moyens logistiques ne nous permettent pas d'employer de patients simulés, au moyen d'acteurs, méthode qui semble encore supérieure à celle du cas clinique sur papier. [9] Le cas clinique sur papier a été bien accepté par les étudiants et leur a paru être adapté à leur enseignement.

Les étudiants sont satisfaits de la méthode pédagogique, et l'apport de la présence d'étudiants de l'autre profession a été vécue comme favorable (expérience enrichissante), cependant l'analyse qualitative montre que cette même méthodologie semble avoir provoqué un malaise chez les internes de médecine générale et également des conflits entre les étudiants de professions différentes, pour plusieurs raisons que les étudiants mentionnent lors des entretiens :

- Manque de communication autour de la formation induisant un malaise chez certains étudiants, voir des réactions agressives.
- Manque de temps pour aboutir à un consensus
- Fonction perturbatrice de certains enseignants

- Les étudiants sont assez demandeurs de la réalisation de « débriefings » afin de trouver une résolution aux conflits ayant pu émerger de telles formations, ainsi que de partager le difficultés qu'ils ont pu rencontrer lors des échanges avec certains étudiants de l'autre profession.

A ce sujet, P.G Clarck évoque la nécessité d'actions « réflexives » avec, par exemple la tenue de carnet de formation où les étudiants peuvent noter leurs interrogations, ou les difficultés rencontrées au cours de leur formation [12]. Un tel support pourrait être utilisé pour une évaluation ultérieure, sous condition d'un débriefing ultérieur avec étude des solutions évoquées par les étudiants.

C. Méthodologie de l'étude

1 / Analyse quantitative

Le questionnaire sur le maintien à domicile n'a pas été évalué avant sa diffusion, de plus la grille de correction initialement proposée a du être remaniée en fonction des informations données à postériori par les intervenant. Ainsi, les réponses concernant 2 items du questionnaire ont du être modifiées. Un item est devenu ininterprétable compte tenu de son caractère ambigu.

2 / Analyse quantitative

a / Formulaires

Les étudiants devaient citer 3 éléments qui leur venaient à l'esprit concernant leurs représentations. Cette consigne n'a pas toujours été respectée. Certaines formulations sont restées ambiguës aux yeux des étudiants qui ont confondus le point de vue de l'infirmier et celui de l'étudiant infirmier.

Peut être que l'utilisation d'autre échelles telle aurait été souhaitable pour évaluer les aptitudes interprofessionelles des étudiants et leur amélioration.

On retrouve dans la littérature :

- L'échelle d'apprentissage interprofessionnel (ILS)[13]

- L'échelle des stéréotypes des soins [14 – 15]

- La combinaison d'échelles qui avaient été employées par l'équipe de Bristol pour l'évaluation de leur enseignement interprofessionnel [16], comprenant l'échelle ELIQ (Entry level Interprofessional Questionnary) IIQ (Interim Interprofessional Questionnaire) et FIQ (Final Interprofessionnal Questionnaire) : Ces échelles intègrent 3 échelles qui sont : The Communication and Teamwork Scale [17 – 18], The Interprofessional Learning Scale , The Interprofessional Interaction Scale

- L'échelle de perception d'éducation interdisciplinaire (IPES) de Luech et coll.[5]

b / Entretiens

Les entretiens par la méthode des focus groups ont été conduits par un animateur unique. Il n'y a hélas pas eu d'observateur, ce qui peut induire un biais d'observation. De plus, la conduite de ce type d'entretien nécessite une certaine expertise et maitrise des techniques d'entretien. Notre manque d'expérience crée un biais de compétence.

L'enregistrement au moyen d'un dictaphone a put perturber l'expression des étudiants qui semblaient être peu à l'aise dans cet exercice.

La réflexion en focus group comportant les étudiants en soins infirmiers et des internes en médecine générale s'est régulièrement retrouvée perturbée par des échanges interpersonnels non pertinents, qui gênent la transcription par écrit.

Les entretiens se sont déroulés 6 mois après le séminaire. Ce délai semble suffisant pour induire un biais de mémorisation.

Le codage et l'analyse des entretiens ont été réalisés par un opérateur unique peu habitué à cet exercice. Cela a pu induire un biais dans le sens où la seule analyse des données réalisée, a été influencée par l'expérience, les connaissances et les préjugés de cet opérateur. Il aurait été intéressant de pouvoir réaliser une deuxième analyse parallèle par un opérateur expérimenté dans l'analyse de données qualitatives, rendant des résultats peut être plus neutres et plus objectifs.

3° Implications

Tous ces résultats semblent montrer que l'organisation de ce séminaire de façon trans-disciplinaire améliore les projections professionnelles du couple étudiant en soins infirmiers – étudiants en médecine générale. Cela ne permet pas de préjuger de l'amélioration des compétences des uns et des autres dans le travail interdisciplinaire au lit du patient.

En analysant la littérature, la méta analyse de Zwarenstein M. et al. réalisée en 2000 [19] ne retrouvait pas d'étude de méthodologie ni de puissance satisfaisante pour mettre en évidence de lien entre une éducation interprofessionnelle chez les étudiants et les aptitudes de ces dernier devenus praticiens dans la collaboration interprofessionnelle. L'auteur retrouvait ce fait également en 2006 [20]

Cependant, les auteurs restent optimistes sur une amélioration des aptitudes à la collaboration interprofessionnelle chez les praticiens ayant reçu une formation interprofessionnelle lors de leur cursus initial. [21 – 22]

On remarque également que les étudiants parlent toujours en termes de corporations différentes, marquant ainsi l'opposition entre « médecins » et « infirmiers ». De ce fait nous n'assistons pas, au décours de cette expérimentation, à l'émergence d'une équipe soignante telle que nous aurions pu l'espérer. Peut être que la répétition de ce travail avec des groupes composés à chaque fois des mêmes membres permettrait l'émergence d'une équipe soignante interprofessionnelle.

Certains étudiants s'interrogent sur les bénéfices futurs de ce type de formation. Lors d'une revue de littérature, on constate que les pays anglo-saxons intègrent des programmes d'enseignement à leur formation initiale comportant plusieurs enseignements. [8 – 9 – 23] Bien que l'enthousiasme des étudiants puisse laisser présager un effet positif de telles formations sur l'exercice futur, on ne dispose pas actuellement d'étude de bon niveau de preuve pouvant affirmer cela. [19 – 20]

Une telle évaluation, dans notre faculté, nécessiterait un suivi longitudinal des pratiques des différents professionnels de santé ayant bénéficié d'une formation interprofessionnelle au niveau universitaire (Pre Licensure). Nous pouvons espérer que cette expérimentation se pérennise dans le futur et puisse être évaluée de la même façon, en ajoutant un suivi longitudinal des étudiants ainsi formés. Cela nécessiterait la création d'un registre, avec un suivi régulier restant à définir.

Les étudiants se disent satisfaits de la formation interprofessionnelle.On note dans la littérature de nombreuses expérimentations d'enseignement interprofessionnel apportant une grande satisfaction chez les étudiants médecins [4 – 11 – 24 – 25]

Les étudiants sont demandeur d'autres formations de ce genre, en travaillant sur d'autres thèmes. Nous retrouvons dans la littérature d'autres domaines qui ont servi de support pour un enseignement interprofessionnel, comme la prise en charge du diabète [26], l'annonce de mauvaises nouvelles [10], ou les soins palliatifs [27]

La collaboration interprofessionnelle semble être un support intéressant pour l'exercice rural. On peut estimer qu'une collaboration interprofessionnelle efficace dans ces milieux en voie de désertification médicale permettrait une bonne prise en charge des patients. Les travaux de McNair R et Stone N. en Australie semblent aller dans ce sens[28 – 29]. Le projet RIPE [30 – 31] (Rural Interprofessionnel Education Project) né de leurs travaux consiste à mettre en place un enseignement interprofessionnel destiné à former de futurs praticiens qui seront compétent et volontaire pour travailler en milieu rural. Les effets à long terme de ce programme de formation ne sont pas encore évalués, mais les auteurs restent également optimistes sur un impact positif de ce type de formation qui s'intègre actuellement au sein d'un réseau.

On note également dans la littérature qu'il existe depuis 2004 un réseau européen d'enseignement interprofessionnel (EIPEN) [32]. Ce réseau, fondé par des universités Britanniques, comprend des universités Belges, Hongroises, Finlandaises, Irlandaises, Slovènes et Suédoises. On peut déplorer l'absence d'implication des universités Françaises dans ce projet qui semble prometteur. Mais nous pouvons espérer que ces travaux nous pousse à nous impliquer dans cette voie.

CONCLUSION

La démarche d'une pratique interprofessionnelle semble actuellement être une réponse idéale pour faire face aux difficultés qui s'annoncent pour la médecine libérale telles que la diminution de la densité médicale, la désertification de certaines zones, en particulier les zones rurales, le vieillissement de la population et l'augmentation de la demande de soins, et les difficultés économiques représentées par le déficit de l'assurance maladie.

L'enseignement interprofessionnel dans ses dimension universitaires et post universitaires semble être le socle d'une pratique interprofessionnelle efficace.

Notre étude qui représente une première expérience interprofessionnelle autour d'un cas clinique a permis de faire prendre conscience aux étudiants de la nécessité de coopérer, ainsi que des difficulté de la coopération.

Cette première expérience, même si elle est perfectible, a apporté une grande satisfaction aux étudiants, qui son demandeur d'autre thème d'enseignements interprofessionnels. Ils considèrent ainsi que la présence d'étudiants d'autre profession est enrichissante. Elle leur permet de mieux connaître le champ de leurs propres compétences ainsi que celui de l'autre professionnel de santé avec lequel ils seront amenés à travailler.

Ces résultats nous encouragent à rendre pérenne un enseignement interprofessionnel, et à élaborer un programme d'évaluation sur la durée afin de pouvoir analyser ses effets à long terme.

BIBLIOGRAPHIE

1. WEATHERILL S.,

   Poser les fondements d'un changement culturel,

   L'assise du Fond pour l'adaptation des soins de santé primaire. 2007, Ottawa: Santé Canada.

2. MERRICK ZWARENSTEIN, SCOTT REEVES, & LAURE PERRIER

   Effectiveness of pre-licensure interprofessional education and post-licensure collaborative interventions

   J Interprof Care, 2005 Supplement 1: 148 – 165

3. BONNET Jacques

   Interprofessionnalité et complexité : Une tentative de compréhension et d'articulation des pratiques professionnelles liées à la santé

   Maniere, D., et al., Interprofessionalité en gérontologie Travailler ensemble : des théories à la pratique. eds. Erès ed. 2005.

4. Masotti P, Rivoire E, Rowe W, Dahl M, Plain E,

   Collaborative partnerships: managing increased healthcare demand without increasing overall system capacity.,

   Healthcare quarterly (Toronto, Ont.) 2006;9(2) : 72 – 6.

5. Baggs JG and col,.

   Association between nurse physician collaboration and patient outcomes in three intensive care units.

   Crit Care Med 1999;27:19918.

6. Makoto Tanaka & Masayuki Yokode

Attitudes of medical students and residents toward multidisciplinary team approach

Medical education 2005; 39: 1255–1256

7. Merrick Zwarenstein , Wendy Bryant & Scott Reeves

In-service interprofessional education improves inpatient care and patient satisfaction

J interprof care 2003 ; 13(3) : 401-402

8. DRINKA T.J. and MILLER T.F.,

Health care teams as metaphors: a preliminary study.

Journal of Allied Health, 1996. 25(3) : p. 247-61.

9. Curran, V., L. Fleet, and D. Deacon,

A Comparative Review of Canadian Health Professional Education Accreditation Systems.

Canadian Journal of Higher Education, 2006. 36(1) : p. 72-102.

10. Jonh Horder,

Interprofessional collaboration and interprofessional education

British Journal of General Practice, 2004 (4) 243-244

11. Makoto Tanaka & Masayuki Yokode

Attitudes of medical students and residents toward multidisciplinary team approach

Medical education 2005; 39: 1255–1256

12. D'Amour, D. and I. Oandasan,
Interprofessionality as the field of interprofessional practice and interprofessional education: an emerging concept.
J Interprof Care, 2005. 19 Suppl 1: p. 8-20.

13. Mourey F., Outata S.
Contexte et concepts
Maniere, D., et al., *Interprofessionalité en gérontologie Travailler ensemble : des théories à la pratique.* eds. Erès ed. 2005.

14. Dyer J.A.
Multidisciplinary, Interdisciplinary, and Transdisciplinary
Educational Models and Nursing Education,
Nursing Education Perspectives *July / August 2003 yo\.24 No.4, 186-188*

15. McNair Ruth P
The case for educating health care students in professionalism as the core content of interprofessional education
MEDICAL EDUCATION 2005; 39: 456–464

16. Robert-Bobée, I.,
Projections de population pour la France métropolitaine à l'horizon 2050.
INSEE PREMIERE, 2006. 1089.

17.   Annick LE PAPE, Catherine SERMET

La polypathologie des personnes âgées quelle prise en charge à domicile ?

Biblio n° 1182 CREDES Août 1997 I.S.B.N. : 2-87812-210-0

18.   ATTAL-TOUBERT Ketty, VANDERSCHELDEN Mélanie

La démographie médicale à l'horizon 2030 :de nouvelles projections nationales et régionales

DRESS, Etude et résultats, 2009 (679)

19.   BOURGUEIL Y., MOUSQUES J., MAREK A., TAJAHMADI A.,

Améliorer la répartition géographique des médecins : les mesures adoptées en France

Questions d'économie de la santé Irdes n° 122. Mai 2007

20.   GRALL Jean Yves,

Les maisons médicales de garde, rapport remis à Mr Xavier Bertrand Ministère de la santé et des solidarités

La documentation française. Juillet 2006

21.   CA ISNAR,

Les Maisons de santé pluri-professionnelles

Rennes Octobre 2009

22.   JUILHARD J-M., CROCHEMORE B., TOUBA A., VALLANCIE G.,

Le bilan des maisons et des pôles de santé et les propositions pour leur déploiement,

Ministère de la santé et des sports

La Documentation Française janvier 2010

23. BENRUBI, M.,

    Le malaise des jeunes médecins en maisons médicales Analyse qualitative et perspectives de solutions.
    Santé conjuguée, 2005. 31: p. 40-53.

24. Lebeer, G., et al.,
    Je suis venu te dire que je m'en vais.
    Santé conjuguée, 2005. 31: p. 54-59.

25. Lebel, P., Barbal i Rodoreda P., Kergoat M-J, Latour J., Ducharme F.

    Le concept de la fragilité selon les personnes âgées
    Groupe de Recherche Interdisciplinaire en Santé, Programme de Recherche sur l'Autonomie des Ainés(es), Santé Canada, Décembre 1999

26. *Les personnes âgées dépendantes, rapport au président de la république suivi des réponses des administrations et des organismes intéressés,*
    L.c.d. comptes, Editor. La documentation française 2005. p. 13-36.

27. Duée, M. and C. Rébillard,
    La dépendance des personnes âgées : une projection en 2040.
    Données sociales - La société française, 2006. **7 santé et protection sociale:**

28. GISEROT H., GRASS E.,

Perspectives financières de la dépendance des personnes âgées à l'horizon 2025 : prévisions et marges de choix.

FRANCE. Ministère de la sécurité sociale, des personnes âgées, des personnes handicapées et de la famille. La documentation française. Mars 2007

29. Site web : gouvernement : Qu'est ce que le cinquième risque ?
http://www.gouvernement.fr/gouvernement/qu-est-ce-que-le-cinquieme-risque
Consulté le 12 janvier 2011

30. VASSELLE Alain

Construire le cinquième risque : le rapport d'étape (rapport)
Rapport d'information de la Mission commune d'information dépendance

n° 447 tome I (2007-2008) - 8 juillet 2008

31. WEBER A.

Dépendance des personnes âgées et handicap : les opinions des Français entre 2000 et 2005

DRESS, Etude et résultats, 2006(491)

32. ROUSSEL F., ELOUARD J., WEBER J., COLIN R.

Evaluation d'un stage d'initiation aux soins pour étudiants en médecine, en binôme avec une infirmière

Pédagogie Médicale 2003 ; 4 : 176-183

33. Adamson J.

    Combined qualitative and quantitative designs,

    Handbook of Health research methods,

    2005, Open University Press, p230-246].

34. Carter S. Henderson L.,

    Approaches to qualitative data collection in social science,

    Handbook of Health research methods,

    2005, Open University Press, p215-230]

35. Macdonald MB, Bally JM, Ferguson LM, Lee Murray B, Fowler-Kerry SE, Anonson JM.

    Knowledge of the professional role of others: a key interprofessional competency.

    Nurse Educ Pract. 2010 Jul;10(4):238-42. Epub 2010 Mar 21.

36. Brian J. O'Neill & M. Anne Wyness

    Learning about interprofessional education: student voices

    J. Interprof Care 2004. 18 (2) : 198 – 200

37. Sarah M. Westberg, and al,

    An Interprofessional Activity Using Standardized Patients,

    American Journal of Pharmaceutical Education 2006; 70 (2)
Article 34.

38. Goelen G., De Clercq G., Huyghens L. & Kerckhofs E.,

    Measuring the effect of interprofessional problem-based learning on the atti tudes of undergraduate health care students

    J Adv Nurs 2001;35:228–37.

39.   Luecht RM, Madsen MK, Taugher MP, Petterson BJ.
Assessing professional perceptions: design and validation of an
interdisciplin   ary education perception *scale.*
J Allied Health 1990:19:181–91.

40.   LINDQVIST S., DUNCAN A., SHEPSTONE L., WATTS F., &
PEARCE S.
*Case-based learning in cross-professional groups – the
development of a   pre-registration interprofessional learning
programme*
J Interprof Care, 2005. 19(5): 509 – 520

41.   MIKKELSEN KYRKJEBØ Jane, BRATTEBØ Guttorm, & SMITH-
STRØM Hilde
*Improving patient safety by using interprofessional simulation
training in health professional education*
J Interprof Care, 2006. 20(5): 507 – 516

42.   Sari Ponzer, Uffe Hylin, Ann Kusoffsky, Monica Lauffs, Kirsti
Lonka, Anne-   Cathrine Mattiasson & Gun Nordström
*Interprofessional training in the context of clinical practice: goals
and   students' perceptions on clinical education wards*
Medical Education 2004; 38: 727–736

43.   Jean Ker, Lesley Mole & Paul Bradley
*Early introduction to interprofessionnal learning : a simulated ward
environnement*
Medical Education 2003;37:248–255

44. ANN WAKEFIELD, SIMON COCKSEDGE & CAROLINE BOGGIS

Breaking bad news: qualitative evaluation of an interprofessional learning   opportunity
Medical Teacher,2006 28(1) 53–58

45. DAVID PEARSON & HELEN PANDYA
Shared learning in primary care: Participants' views of the benefits of this ap   proach
J Interprof Care, 2006; 20(3): 302 – 313

46. Clark, P.G.,
Reflecting on reflection in interprofessional education: implications for theory and practice.
J Interprof Care, 2009. 23(3): p. 213 – 23

47. Parsell G. & Bligh J.
The development of a questionnaire to assess the readiness of health care students for interprofessional learning (RIPLS).
Medical Education 1999, 33 (4), 95–100.

48. Carpenter J.
Doctors and nurses: stereotypes and stereotype change in interprofessional education.
J Interprof Care 1995, 9 (2), 151–161.

49. Hind M., Norman I., Cooper S., et al. (2003)
Interprofessional perceptions of health care students.
J Interprof Care 2003, 17 (1), 21–34.

50. Katherine C. Pollard, Margaret E. Miers and Mollie Gilchrist
     *Collaborative learning for collaborative working? Initial findings
     from a longitudinal study of health and social care students*
     Health and Social Care in the Community 12 (4), 346–358

51. Henneman E.A., Lee J.L. & Cohen J.I. (1995)
     Collaboration: a concept analysis.
     J Advanced Nursing 21, 103–109.

52. Miller C., Freeman M. & Ross N. (2001)
     *Interprofessional Practice in Health and Social Care: Challenging
     the Shared Learning*
     Agenda. Arnold, London.

53. Zwarenstein M, Reeves S, Barr H, Hammick M, Koppel I, Atkins J.

     *Interprofessional education: effects on professional practice and
health care   outcomes.*
     The Cochrane Database of Systematic Reviews 2000, Issue 3.

54. Merrick Zwarenstein, and Scott Reeves,
     *Knowledge Translation and Interprofessional Collaboration: Where
     the Rubber of Evidence-Based Care Hits the Road of Teamwork,*
     **Journal of Continuing Education in the Health Professions,
2006 (26), 46–54**

55. AUDREY LEATHARD

Setting Up an Innovative Masters Course in Interprofessional Health and Welfare Studies

Education for Health, 2003 ; 16(3) 366–373

56. Regmi, K.R. and S. Regmi,

Medical and nursing students attitudes towards interprofessional education in Nepal.

J Interprof Care, 2010. 24(2): p. 150-67

57. *Whelan K., et Al.,*

Interprofessional education in undergraduate healthcare programmes: the reaction of student dietitians

The British Dietetic Association Ltd 2005

J Hum Nutr Dietet, 18, pp. 461–466

58. N. Munro, A. Felton and C. McIntosh

Is multidisciplinary learning effective among those caring for people with diabetes?

Diabete Medecine 2002, 19, 799–803

59. B Wee, R Hillier, B Mountford, F Sheldon and P Turner

Palliative care: a suitable setting for undergraduate interprofessional education

Nurse Educ Pract. 2010 Jul;10(4):238-42. Epub 2010 Mar 21.

60.   RUTH MCNAIR, NICK STONE, JANE SIMS, & CAROLINE
CURTIS
    Australian evidence for interprofessional education contributing to
effective   teamwork preparation and interest in rural practice
    J Interprof Care, 2005 Dec; 19(6): 579 – 594

61.   McNair R, Brown R, Stone N, Sims J.
    Rural interprofessionnal education : promoting teamwork in
    primary health care education and practice
    Aust J Rural Health. 2001 Dec;9 Suppl 1:S19-26.

62.   Stone N.
    The Rural Interprofessional Education Project (RIPE).
    J Interprof Care 2006 Jan;20(1):79-81.

63.   Smith T., Stone N., and Col. Rural Interprofessionnal Edeucation
Network   (RIPEN)
    Australian Rural Health Education Network's position on
interprofessional   education and practice in health care.
    Rural Remote Health 2007 Oct-Dec;7(4):866. Epub 2007 Oct
29.

64.   Helme M.
    EIPEN – The Interprofessional Education Network
    J Interprof Care, September 2009; 23(5): 430–431

ANNEXES

Groupe N° : 1 2 3 4 5 6 7 8 9 10 11 12 13 14 15 16 17

N° d'étudiant dans ce groupe :

.

○

○ **Pour les infirmières**

Imaginez la représentation qu'a le médecin de votre fonction dans le système de santé, résumez en une phrase

Pour vous, infirmier(e), quelles sont les fonctions du médecin dans le maintien à domicile ?

   1. :

   2. :

   3. :

Pour vous, infirmier(e), quelles sont les fonctions de l'infirmier(e) dans le maintien à domicile ?

   1. :

   2. :

   3. :

Annexe 1 :Auto-questionnaire infirmières

Groupe N° :   1   2   3   4   5   6 7   8   9   10   11   12   13   14   15   16   17

N° d'étudiant dans ce groupe :

Pour les médecins

Imaginez la représentation qu'a l'infirmier(e) de votre fonction dans le système de santé, résumez en une phrase

Pour vous, médecin, quelles sont les fonctions de l'infirmier(e) dans le maintien à domicile ?

    1.   :

    2.   :

    3.   :

Pour vous, médecin, quelles sont les fonctions du médecin dans le maintien à domicile ?

    1.   :

    2.   :

    3.   :

Annexe 2 : Auto-questionnaire médecin

Je suis : infirmier(e)   **médecin**

Groupe N° :   1   2   3   4   5   6   7   8   9   10   11   12   13   14   15   16   17

N° d'étudiant dans ce groupe :

- **QUIZZ**

1. L'infirmière peut renouveler une ordonnance pour des pansements hydro-colloïdes ?
   Oui   non   NSP

2. L'auxiliaire de vie peut en théorie mettre des gouttes dans les yeux du patient qu'elle a en charge?
   Oui   non   NSP

3. L'aide-ménagère peut assurer la toilette s'il n'y a pas de pansement à faire.
   Oui   non   NSP

4. Le kinésithérapeute est le seul à pouvoir assurer le lever du lit et la mise au fauteuil du patient à domicile (lorsque le patient ne peut pas le faire seul)
   Oui   non   NSP

5. Le nombre de passage d'une infirmière à domicile est limité à 2 par jour (au delà les déplacements ne sont pas pris en charge par la sécurité sociale)
   Oui   non   NSP

6. Lors de soins infirmiers prévus longs et coûteux une rémunération forfaitaire de l'infirmière est possible
   Oui   non   NSP

7. Le tarif journalier de la prise en charge d'un patient par le SSIAD (Service de Soins Infirmiers à Domicile) est inférieur à 30 Euros.
   Oui   non   NSP

8. Le SSIAD (Service de Soins Infirmiers à Domicile) à la possibilité de faire appel transitoirement aux services de l'HAD (hospitalisation à domicile)
   Oui   non   NSP

9. l'HAD prend en charge la totalité des prestations : matériels, médicaments, honoraires, transports,…
   Oui   non   NSP

10. Le SSIAD (Service de Soins Infirmiers à Domicile) peut faire intervenir une aide soignante à domicile
    Oui   non   NSP

11. L'hôpital est le seul à pouvoir solliciter le SSIAD
    Oui   non   NSP

12. Un élu du centre d'action sociale de la mairie peut intervenir au domicile du patient pour évaluer les prestations nécessaires

Oui   non   NSP

13. Un lit médicalisé est fourni à domicile uniquement à l'achat

Oui   non   NSP

14. Un matelas pour un lit médicalisé est fourni à domicile uniquement à l'achat

Oui   non   NSP

15. Des subventions peuvent êtres versées par le conseil général pour l'aménagement d'une salle de bain

Oui   non   NSP

16. Citer 5 intervenants possibles pour aider au maintien à domicile du patient en dehors de l'infirmière et du médecin généraliste.

1
2
3
4
5

17. Le dossier d'APA (Allocation Personnalisée d'Autonomie) est destiné au médecin conseil de la sécurité sociale.

Oui   non   NSP

18. L'APA (Allocation Personnalisée d'Autonomie) est suspendue dès que la personne est hospitalisée plus de 3 jours.

Oui   non   NSP

19. L'APA (Allocation Personnalisée d'Autonomie) permet de financer

20. les services d'aides à domicile :	Oui	Non	NSP
21. le portage de repas :	Oui	Non	NSP
22. les protections (incontinence urinaire)	Oui	Non	NSP
23. la télé assistance :	Oui	Non	NSP
24. les frais de séjour en hébergement temporaire :	Oui	Non	NSP

25. Le SSIAD (Service de Soins Infirmiers à Domicile) prend en charge les personnes malades et dépendantes uniquement à partir de 65 ans.

Oui   non   NSP

26. Une prescription médicale de soins infirmiers à domicile peut concerner :
    a. Des séances de soins infirmiers :   Oui   non
       NSP
    b. Des actes de surveillance clinique (tension, pouls, glycémie…) : oui
       non   NSP
    c. Une aide aux accomplissements de la vie quotidienne (soins d'hygiène, mise
       au fauteuil…)
    Oui   non   NSP

27. L'auxiliaire de vie intervient si nécessaire à domicile tous les jours de la semaine.
               Oui   non   NSP

Annexe 3 : Questionnaire sur le maintien à domicile de la personne âgée

· Réponses QUIZZ

- L'infirmière peut renouveler une ordonnance pour des pansements hydro-colloïdes ?
  Oui　　　　　non　　　　　NSP

- L'auxiliaire de vie peut en théorie mettre des gouttes dans les yeux du patient qu'elle a en charge?
  Oui　　　　　**non**　　　　　NSP

- L'aide-ménagère peut assurer la toilette s'il n'y a pas de pansement à faire.
  Oui　　　　　**non**　　　　　NSP

- Le kinésithérapeute est le seul à pouvoir assurer le lever du lit et la mise au fauteuil du patient à domicile (lorsque le patient ne peut pas le faire seul)
  Oui　　　　　**non**　　　　　NSP

- Le nombre de passage d'une infirmière à domicile est limité à 2 par jour (au delà les déplacements ne sont pas pris en charge par la sécurité sociale)
  Oui　　　　　**non**　　　　　NSP

- Lors de soins infirmiers prévus longs et coûteux une rémunération forfaitaire de l'infirmière est possible
  Oui　　　　　**non**　　　　　NSP

- Le tarif journalier de la prise en charge d'un patient par le SSIAD (Service de Soins Infirmiers à Domicile) est inférieur à 30 Euros.
  Oui　　　　　non　　　　　NSP

- Le SSIAD (Service de Soins Infirmiers à Domicile) à la possibilité de faire appel transitoirement aux services de l'HAD (hospitalisation à domicile)
  Oui　　　　　non　　　　　NSP

- l'HAD prend en charge la totalité des prestations : matériels, médicaments, honoraires, transports,…
  Oui　　　　　non　　　　　NSP

- Le SSIAD (Service de Soins Infirmiers à Domicile) peut faire intervenir une aide soignante à domicile
  Oui　　　　　non　　　　　NSP

- L'hôpital est le seul à pouvoir solliciter le SSIAD
  Oui　　　　　**non**　　　　　NSP

- Un élu du centre d'action sociale de la mairie peut intervenir au domicile du patient pour évaluer les prestations nécessaires
  Oui　　　　　non　　　　　NSP

- Un lit médicalisé est fourni à domicile uniquement à l'achat
  Oui　　　　　**non**　　　　　NSP

- Un matelas pour un lit médicalisé est fourni à domicile uniquement à l'achat
  Oui   non   NSP

- Des subventions peuvent êtres versées par le conseil général pour l'aménagement d'une salle de bain
  Oui   non   NSP

- Citer 5 intervenants possibles pour aider au maintien à domicile du patient en dehors de l'infirmière et du médecin généraliste.
  Pharmacien, aide soignante, assistance sociale, association, orthophoniste, ergothérapeute, psychologue, podologue …..

- Le dossier d'APA (Allocation Personnalisée d'Autonomie) est destiné au médecin conseil de la sécurité sociale.
  Oui   non   NSP

- L'APA (Allocation Personnalisée d'Autonomie) est suspendue dès que la personne est hospitalisée plus de 3 jours.
  Oui   non   NSP

- L'APA (Allocation Personnalisée d'Autonomie) permet de financer

  - les services d'aides à domicile :   Oui   Non   NSP
  - le portage de repas :   Oui   Non   NSP
  - les protections (incontinence urinaire) Oui   Non   NSP
  - la télé assistance :   Oui   Non   NSP
  - les frais de séjour en hébergement   Oui   Non   NSP
    temporaire :

- Le SSIAD (Service de Soins Infirmiers à Domicile) prend en charge les personnes malades et dépendantes uniquement à partir de 65 ans.
  Oui   non   NSP

- Une prescription médicale de soins infirmiers à domicile peut concerner :
  1. Des séances de soins infirmiers :   Oui   non
     NSP
  2. Des actes de surveillance clinique (tension, pouls, glycémie…) : oui
     non   NSP
  3. Une aide aux accomplissements de la vie quotidienne (soins d'hygiène, mise au fauteuil…)
     Oui   non   NSP

- L'auxiliaire de vie intervient si nécessaire à domicile tous les jours de la semaine.
  Oui   non   NSP

Annexe 4 : Réponses au questionnaire sur le maintien à domicile de la personne âgée

FICHE D'EVALUATION DE L'ENSEIGNEMENT - ETUDIANTS

Enseignement : Séminaire maintien à domicile

Vous êtes :   élève en soins infirmiers   Interne en médecine générale

L'enseignement a mobilisé vos connaissance antérieures ?

Absolument pas	Plutôt non	Plutôt oui	absolument	Ne sait pas

L'enseignement à enrichi vos connaissances antérieures ?

Absolument pas	Plutôt non	Plutôt oui	absolument	Ne sait pas

Les acteurs du maintien à domicile vous paraissent bien identifiés ?

Absolument pas	Plutôt non	Plutôt oui	absolument	Ne sait pas

A la suite de l'enseignement, votre rôle dans le maintien à domicile vous parait bien identifié ?

Absolument pas	Plutôt non	Plutôt oui	absolument	Ne sait pas

L'enseignement était interactif et la méthode a facilité votre participation ?

Absolument pas	Plutôt non	Plutôt oui	absolument	Ne sait pas

La présence d'étudiants d'une autre profession de santé était enrichissante

Absolument pas	Plutôt non	Plutôt oui	absolument	Ne sait pas

Le choix des experts vous a paru pertinent

Absolument pas	Plutôt non	Plutôt oui	absolument	Ne sait pas

L'enseignement a modifié votre façon d'envisager vos rapports avec les autres professionnels de soins primaires ?

Absolument pas	Plutôt non	Plutôt oui	absolument	Ne sait pas

L'enseignement vous permet(tra) une application professionnelle ?

Absolument pas	Plutôt non	Plutôt oui	absolument	Ne sait pas

Qu'auriez vous aimer trouver dans cet enseignement :

     Dans la forme ?

     Sur le fond ?

Annexe 6 : Questionnaire de satisfaction

GUIDE D'ENTRETIEN

Introduction par :

Bonjour, nous allons discuter du séminaire : « maintien à domicile de la personne âgée » qui s'est déroullé au mois de septembre dernier dans les locaux de l'institut de formation paramédicale derrière la faculté de médecine.
Cette discussion sera enregistrée au moyen d'un dictaphone. Merci de bien vouloir donner votre nom avant de prendre la parole.

La première question déjà, c'est à savoir, comment vous avez trouvé le séminaire, c'est comment ça s'est passé. Il y en a qui ont des choses à dire dessus ?...

Puis exploration des éléments suivants :

Qu'est ce que le séminaire vous a apporté pour votre pratique ?

Comment avez vous évalué vos compétence théoriques et pratiques au sujet du maintien à domicile de la personne âgée ?

Avez vous eu lors de votre pratique des exemples concrets de collaboration entre médecin généraliste et infirmier libéral ?

Qu'est ce que les autres étudiants vous ont apporté au cours de ce séminaire ?

Comment avez vous trouvé l'organisation de ce séminaire ?

Annexe 6 : Guide d'entretien du focus group

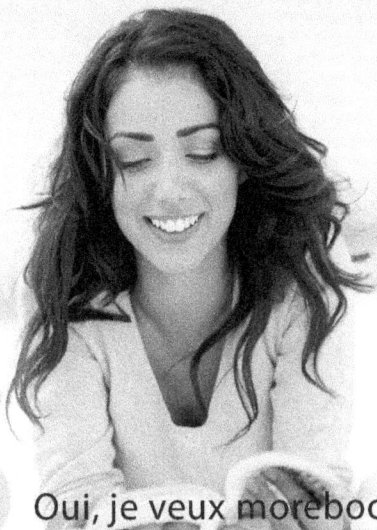

www.ingramcontent.com/pod-product-compliance
Lightning Source LLC
Chambersburg PA
CBHW021106210326
41598CB00016B/1353